Beleuchtung

der

von dem Königl. Preufs. Regimentsarzte

Dr. Theodor Friedrich Baltz

herausgegebenen Schrift:

„Freimüthige Worte über die inneren und wesentlichsten Verhältnisse in der Königlich Preufsischen Militair-Medicinal-Verfassung, nebst versuchten Andeutungen zu einer wünschenswerthen Abhülfe einiger Gebrechen.“

Mit einem Vorworte

des General-Staabs-Arztes Dr. Goercke.

Berlin 1820,

gedruckt und verlegt

bei G. Reimer.

Es ist vielleicht das schrecklichste Geschenk, das ein feindlicher Genius dem Zeitalter machte:

Kenntnisse ohne Fertigkeiten.

Pestalozzi.

Vorwort.

Ueber die auf dem Titel genannte Schrift des Herrn Regimentsarztes Dr. Baltz, sind mir mehrere Beurtheilungen zugekommen. Die gegenwärtige hat, bei gründlicher Sachkenntnifs, noch das Eigenthümliche, dafs ihr Verfasser nicht im wirklichen Militair steht: also bei der Militair-Medicinal-Verfassung, namentlich bei den Medicingeldern und bei dem medicinisch-chirurgischen Friedrich-Wilhelms-Institute, nicht interessirt ist, sondern den Gegenstand rein nach der Erfahrung und ganz parteilos behandelt hat. Deshalb schien es mir nicht unzweckmäfsig, grade diese Beleuchtung in Druck zu geben, weil es einem grofsen Theile des lesenden Publikums gewifs angenehm seyn wird, über den vom Herrn Dr. Baltz aufs Neue angeregten Gegenstand ein sachkundiges Urtheil zu vernehmen. Berlin, im Mai 1820.

Goercke.

An den Leser.

Bei nachstehender Beleuchtung der Baltzschen Schrift haben wir uns, der Vollständigkeit wegen, genau an die beiden Haupttheile derselben gehalten, und sind ihnen dann, um die Mittheilung der beurtheilten Ansichten zu vermeiden, Paragraph für Paragraph gefolgt.

Dadurch ist es einer Seits unmöglich geworden, den reichen, noch lange nicht erschöpften Stoff dieser Beleuchtung so lichtvoll und systematisch zu bearbeiten, als es geschehen seyn würde, wenn ein selbstständiges Werk zu verfassen gewesen wäre; anderer Seits müssen wir wünschen, daſs der geneigte Leser immer die beleuchtete Schrift der Beleuchtung zur Seite habe, weil ohne dies vieles nur beziehungsweise Gesagte nicht gehörig klar werden möchte.

Daſs wir übrigens, fern von aller Persönlichkeit, nur die Sache selbst im Auge zu behalten gesucht haben, wird aus der Schrift selbst zur Genüge hervorgehen.

Der Verfasser.

Herr Balz geht in den versuchten Andeutungen zu einer wünschenswerthen Abhülfe einiger Gebrechen, von Ideen aus, und will diesen das Bedürfnifs der Armee anpassen. An der Hand des Zeitgeistes will er diese Ideen ins Leben führen, und mit ihnen die Preufsische Militair - Medicinal - Verfassung geradezu am Ende ins Reich Gottes, wonach wir alle trachten müssen.

Wenn das Bedürfnifs willfährig genug wäre, sich nach unreifen Ideen modeln zu wollen, dann möchten auch die Balzschen Eingang finden; aber gerade dieser eine Umstand, dafs die Idee dem Bedürfnisse angepafst werden mufs, wird, wenn nicht ein Dämon die Welt beherrscht, jene Ideen in ihre Grenzen, in das Reich der Phantasie zurückweisen.

I. Die Carrière der Militair-Aerzte.

§. 2. wird der wahre Zeitgeist gemalt, das Wesentliche der Militair - Medicinal-

Verfassung, die Besetzungsart der oberärztlichen Aemter, welche den Stempel des Veraltetseyns trage, deshalb getadelt, weil die Beförderung zum oberärztlichen Amte in der Armee schon auf der untersten Stufe bestimmt und festgesetzt, und durch einige Stufenfolgen errungen werde.

Im 12ten §. schlägt Hr. B. einen andern Gang, aber auch eine Carrière, vor; nehmlich: die von der Universität entlassenen angehenden rationell-wissenschaftlich gebildeten Heilkünstler sollen als Licentiaten der Medizin, als Unterärzte, oder vielmehr als Aerzte einer noch näher zu bestimmenden untern Klasse, (die aber in der Schrift nirgends angegeben ist,) gegen ein anständiges Gehalt angestellt werden; nach Ablauf ihrer pflichtmäſsigen Dienstzeit sollen diejenigen, welche in der Armee fortdienen wollen (in ungemessener Zahl?), in eine bestimmte höhere Klasse mit einem angemessenen, etwas höheren Gehalt gestellt werden, und von dieser Klasse sollen dann die obern Aerzte für die Regimenter, oder die Aerzte erster Klasse, streng nach dem Dienstalter entnommen werden. etc. — Das nenne ich mir eine Verbesserung, eine Ballhornsche Auflage des Kanons, ganz neu gedruckt in diesem Jahr. —

Im 3ten §. findet Herr Balz unter den vorhandenen Umständen, wie jeder Mensch, ganz natürlich, dafs die Beförderung der Compagnie - Chirurgen in die Garde-Regimenter diejenigen, welche in dem Friedrich - Wilhelms - Institute gebildet sind, vorzugsweise treffe, giebt jedoch zu, dafs von dieser Regel, obgleich selten, eine Ausnahme gemacht werde. Jedoch will ihm dabei eine gewisse „Anticipation", die etwas Waghaftes an sich trage, nicht behagen. Der Ausdruck: Anticipation, ist wohl nicht deutlich, oder nicht der wahre für die Sache. Kurz vorher steht etwas von im Vorausannehmen, welches wohl gleichbedeutend seyn soll. Nehmlich, es müsse von den vormaligen Zöglingen des Instituts im Voraus angenommen werden, dafs sie durch ein noch emsig fortzusetzendes Studium dereinst zu den wichtigen Stellungen als Aerzte sich werden vollständig ausgebildet haben. Hr. B. hat hierbei nicht bedacht, dafs es unmöglich ist, alle im Institut ausgebildeten Zöglinge zu Regiments - Aerzten zu befördern, dafs die Auswahl doch nur einige von ihnen treffen könne, und sonderbar müste es doch hergehen, wenn zu dieser Bestimmung die schlechteren ausgewählt würden, Sollte die Armée, bei dem von Hrn. B. aufgestellten Modus, wohl besser fahren? Wodurch überzeugt sich denn die Behörde von der vorzüglicheren Brauchbarkeit des Individuums? Etwa durch das Examen? Sie sind ja alle examinirt, und zum Doctor reif; oder ist etwa ein

Student dem andern ganz gleich? Nun das wird gute Münze geben, bei welcher nur der Stempel, aber nicht Schrot und Korn in Betrachtung kommt. Sollte ein im Institut zugezogener Kandidat wohl nicht mit einem Studenten, der die Universität verläſst, den Vergleich aushalten können? läſst sich von diesem, der unter Aufsicht und Anleitung eine bestimmte, nicht zu kurze Zeit bei eben derselben Universität studirt hat, weniger hoffen, als bei jenem? Sollte die längere Beobachtung des Aspiranten, seine öftern Privatprüfungen, ſeine fernere Beobachtung wärend er 4 bis 5 und mehrere Jahre in der Armee gedient hat, weniger Ueberzeugung von seiner Tüchtigkeit oder Untüchtigkeit geben, als die gewöhnliche Prüfung der Examinationsbehörde, und seine Beobachtung während der zweijährigen Dienstzeit? Werden nicht die Ansprüche zur Beförderung, welche nach Balzes Vorschlage §. 12. jeder haben soll, der in der Armee fortdienen will, diese mit einer Unzahl von schlechten Regimentsärzten versehen? und werden sie es alle erleben, daſs sie befördert werden? Werden die guten und brauchbaren Individuen, wenn sie diese wenige Aussicht inne werden, in der Armee bleiben? und müſste ihnen nicht auf jeden Fall jene vollständige Ausbildung, von welcher Hr. B. spricht, die nach seiner Meinung so bedeutende Summen kostet, und die jetzt den Expectanten zu den höhern Stellen zu Theil wird, abgehen? Kann die Armee diese vollständigere Ausbildung ihrer oberen Aerzte entbehren? Oder ist es anzunehmen, daſs diejenigen, welche nicht im Institute erzogen sind, der fernern vollständigen Ausbildung nicht bedürfen. Alles Sachen, an welche Hr. B. nicht gedacht hat.

Am Ende des 5ten §. findet sich, daſs denjenigen Aerzten, welche die Arzneikunst nur allein ausüben wollen, die Ablegung der chirurgischen Lectionen bei der Prüfung überlassen bleibt. Richtig! Sie werden dann aber auch anderweit überhaupt nicht in der Chirurgie geprüft, was bei dem Militäir-Arzt unerläſslich ist. Diese einseitigen Heilkünstler, welche Hr. B. im Militair nicht gut thun will, deren Zahl nicht klein ist, muſs Hr. B. aber von seinen 100 Licentiaten der Medizin, womit er die Armee nach §. 12. vollständig besetzt erhalten will, abziehen.

§. 6. Die Regimentsärzte sollen bisher, meint Hr. B., durchaus auf Kosten des Staats gebildet seyn? und doch giebt er §. 3 Ausnahmen von der Regel zu. Hier tadelt Hr. B. das von unten auf Dienen, §. 36. und 37 will er aber Apotheker und Oekonomiebeamten für den Fall des Krieges eingeübt wissen; als wenn der Apotheker und Oekonom, die mit der Persönlichkeit des Soldaten in gar keine Beziehung kommen, eingeübt seyn müſsten, während der Arzt des Soldaten, der den ganzen Soldaten in allen seinen Beziehungen studirt haben mufs, wenn er unter allen Umständen seine Pflicht soll erfüllen können, das Eingeübtseyn entbehren kann. Auch will Hr. B. § 20. die Licentiaten der Medizin von unten auf dienen lassen, um damit ein Lernen des Dienstes zu verbinden.

Die Sicherheit, welche nach der jetzigen Verfassung schon lange vor erprobter Reife zur bestimmten Erlangung eines obern Amts gegeben wird, mögte bei jetziger Einrichtung wohl gröfser seyn, als bei dem von Hr. B. vorgeschlagenen Modus §. 12., wo alle die, welche in der Armee bleiben wollen (sie mögen tauglich seyn, oder nicht, sie sind ja alle examinirt,) nach der, auf erklommener Leiter hinlänglicher Dienstzeit, erlangten Anciennität befördert werden sollen.

Herr B. nennt die absolvirten Zöglinge des Friedrich-Wilhelms-Instituts unreife Individuen; wie mögte er wohl seine Licentiaten der Medizin nennen? — wahrscheinlich früh reife; und von ihnen scheint er vorauszusetzen, dafs sie durch die §. 3. erwähnte fernere Ausbildung, welche den Expectanten zu den höheren Stellen durch Veranstaltung des Staats wird, überreif werden mögten. Welcher Unterschied hat denn wohl statt zwischen der Ausbildung eines studirenden Arztes, welcher, sich selbst überlassen, vielleicht 3 Jahre studirt, und der desjenigen, welcher 5 Jahre unter Anleitung und Aufsicht studirt? Allerdings ein bedeutender, das fühlt wohl jeder; aber welchem vernünftigen Menschen kann es einfallen, jenen für reifer zu halten, als diesen?

Dienstkenntnifs, meint Hr. B., werde bei dem Militairarzt durchaus nicht erfordert, und sie und mystische Gelehrsamkeit sind ihm Eins. Das ist eine arge Behauptung. Nur ein unreifer Heilkünstler kann ihm hier beipflichten, der rationell-wissenschaftliche, wie er ihn nennt, gewifs nicht. Dieser wird ihm sagen: dafs die Anwendung des medicinischen Wissens auf den Soldatenstand und den Soldaten, die Behandlung des kranken oder verwundeten Soldaten unter gegebenen, nicht gewünschten Verhältnissen, welche in der Bestimmung desselben ihren Grund haben, die Aufsuchung der Hülfsmittel unter diesen Verhältnissen, die Beurtheilung des Soldaten in Absicht seiner Tauglichkeit oder Untauglichkeit zu seinem Stande, bei der Aufnahme sowohl, als bei der Entlassung, die Kentnisse aller der Schädlichkeiten, welche auf den Soldaten einwirken, und denen er nicht ausweichen kann; die Verhältnisse der medicinischen Polizei und Rechtspflege zu dem Soldatenstande, alles Dinge sind, welche nicht allein gründlich studirt, sondern auch angewöhnt, eingeübt werden müssen, eine Sache, mit welcher noch Niemand so leicht fertig geworden ist, wie es uns Hr. Balz überreden will, dafs es seyn kann. Mystisch mag diese Gelehrsamkeit dem Nichtkenner allerdings vorkommen, ohne es zu seyn; aber das hat sie mit mehreren Wissenschaften, selbst mit der Astronomie gemein. Dafs es schwerer seyn müsse, sich in den Besitz dieser Wissenschaft zu setzen, zeigen die verunglückten Versuche mehrerer, welche in dem Wahne standen, uns eine Kriegsarzneikunde, medicinische Polizei für den Soldatenstand, philosophisch seyn sollende, aber sophistische Abhandlungen über das Heilwesen der Armee schreiben zu wollen. Aber nicht allein das Studium dieser hier mystisch genannten Wissenschaft ist weit umfassend und mühsam, sondern ihre Ausübung erfordert den gewandten Mann, der eingeübt seyn mufs, ohne welches er, auch mit der ausgebreitetesten Gelehrsamkeit, als Stümper auf dem Fleck erscheinen, und von dem simpeln Routinier ausgelacht werden wird. Die Beispiele, welche man von Aerzten anführen will, welche, ohne vorher im Militair gedient zu haben, im Kriege durch ihre Dienste sich bewährt gemacht haben sollen, mögten wohl nichts beweisen, selbst wenn Belobungen und Orden und Ehrenzeichen sie zieren. Man analysire nur die Verdienste, und die Quelle ihrer Auszeichnungen, und man wird eines andern überzeugt werden. Wenn auch bei vielen der gute Wille anerkannt und belohnt worden ist, so glaube man nur nicht, dafs die Leistungen immer auf die Stufe des Unübertrefflichen gestellt werden können. Die bescheidene Schonung, welche beobachtet wird, nicht zu ändern gewesene Unvollkommenheiten nicht ans Licht zu ziehen, halte man nur nicht für Dummheit, und schreie nicht auf Kosten dieser Bescheidenheit Unsinn aus, und verkaufe diesen für baare Weisheit.

Hr B. fürchtet den Einwand, dafs ja doch Niemand befördert werde, ohne geprüft zu seyn, und nennt ihn scheinbar gegründet. Das aber ist er gerade nicht. Bei einem Verfahren, wo das Individuum schon als Tiro manche Prüfungen durchging, wo er fernerhin beständig beobachtet wurde, kann, wenn ihn dereinst die Wahl zur Beförderung trifft, wohl nicht zu der Rage gehören, bei welcher die Erwartung getäuscht wird. Die Staatsprüfungen junger Leute, die eben von der Schule gehen, hält Hr. Balz für das Kriterium der Tauglichkeit, unerachtet er es wohl wissen mufs, dafs auch dies Kriterium trüglich ist; aber bei Subjecten, welchen früher und später, bei Vorkenntnissen und Talent, alle Gelegenheit zur Ausbildung gegeben wurde, von welchen man die Gewifsheit sich verschaft hat, dafs sie diese Gelegenheit gewissenhaft benutzt haben, kann man die Staatsprüfung als Bestätigung der gerechten Vermuthung ansehen. Sollten wohl jene Licentiaten §. 12., wenn gleich sie geprüft sind, alle unfehlbar Hohepriester in Aeskulaps Tempel werden? sollte nicht, wenn jener Modus eingeführt würde, mancher aus der Heerde ausgemerzt werden müssen, bevor er dahin kommt, in das Allerheilichste eingeführt zu werden? Hr. B. berechnet die Kosten der Ausbildung eines Pensionair-Chirurgus und nimmt das Resultat von dieser Berechnung als den Preis an, welchen jeder Regimentsarzt beim Antritt dieses Amts dem Staate gekostet hat. Aber in diesen Kalkul haben sich mehrere mikrologische Irrthümer eingeschlichen. Es giebt z. B. Regimentsärzte, welche aus den Oberen des Friedrich-Wilhelms-Instituts hervorgehen, bei diesen kann das, was der Pensionair-Chirurgus als solcher bezieht, nicht in Anschlag kommen, weil der Obere im Institut für seine Dienste bezahlt wird, und seine Unterhaltung, wie Hr. B. auch wahrscheinlich gethan hat, zu den Kosten für die Ausbildung des Zöglings geschlagen werden mufs; ferner, wenn der Pensionair-Chirurgus im Invalidenhause und in der Charité Dienste leistet, wird man wohl annehmen müssen, dafs er seine Bezahlung verdient; diese kann also wohl nicht bei den Kosten für seine Ausbildung in Anrechnung kommen; zur Zeit des Krieges, wenn der Pensionair-Chirurgus bei der Armee auf eine oder die andere Art in Thätigkeit tritt, wird ihm die Pension nicht gezahlt, kommt also nicht in Anrechnung.

Herr B. berechnet die Einkünfte eines Regiments-Chirurgi auf 1200 bis 2000 Rthlr., und weist dies, nach seiner Meinung auf die einleuchtendste Weise, im 2ten Abschnitte seiner Schrift in Zahlen nach. Die so eben gemachten Erinnerungen beweisen zur Genüge, wie leicht Herrn B. bei seinen Berechnungen kleine Umstände entschlüpfen, welche, wenn sie zur Sprache kommen, einen Strich durch die Rechnung machen. Dies wird sich auch ganz besonders bei Beleuchtung des 2ten Abschnittes ergeben.

Herr B. meint: die Zahl der auf eigene Kosten gebildeten Aerzte sey so grofs, dafs zu den wichtigsten ärztlichen Aemtern im Staate so viele Expectanten, welche kein Wartegeld beziehen, immer vorhanden sind. Aber wer kann dieser Versicherung glauben, so lange noch durch wiederholte Aufforderungen der Regierungen in Zeitungen, Einladungen zur Uebernahme von Physikaten erscheinen, was der Fall ist. Aehnliche Einladungen von Städten, die einen Arzt wünschen, finden sich ebenfalls. Im Jahr 1807 und 8, eine Zeit, die denn doch wenigstsns im Bereich unserer Erinnerung liegt. mufste das Militair seine Aerzte hergeben, um Civil-Kranke in verschiedenen Gegenden zu besorgen, weil es an Civil-Aerzten fehlte, und mehrere Militair-Aerzte, welche entweder im Friedrich-Wilhelms-Institute vollständig erzogen, oder diesem Institute nur attachirt gewesen, und die Herr B. zu den seltenen Ausnahmen rechnet, unter diesen auch Pensionair-, Ober- und Staabs-Chirurgen, übernahmen Stellen als Aerzte, Physikate, und sind zum Theil zu Medicinal- und Regierungsräthen befördert, welchen Aemtern sie noch Heute mit Ehren vorstehen. Ist es denn nun wahr, daſs so viele Expectanten zu ärztlichen Aemtern immer vorhanden sind; und ist es denn nicht auch wahr, daſs die Militair-Bildungsanstalten zur Besetzung der groſsen Anzahl der Regierungs-Medicinalräthe und Physici ihr Scherflein beitragen? Wird dies Scherflein nicht noch ansehnlicher, wenn man die nicht kleine Zahl von Studirenden auf der Universität berechnet, welche bei den Militair-Bildungsanstalten den Grund legten, und dann ihre fernerweite Ausbildung bei den medicinischen Fakultäten für eigne Rechnung vollenden? Würde nicht mancher von diesen nie auf den Gedanken gerathen seyn, sich zum Arzt ausbilden zu wollen, wenn ihm nicht die frühere Gelegenheit dazu in den Militair-Bildungsanstalten gegeben worden wäre? Darf man den Militair-Bildungsanstalten ihre Verdienstlichkeit bei Besetzung der grossen Anzahl von Regierungs-Medicinalräthen und Physicis absprechen, oder sie ignoriren?

Wo der höhere Adel des von Hrn. B. vorgeschlagenen Modus, seine gröſsere Gemeinnützigkeit und Billigkeit, stecken soll, davon ist uns Herr B. den Beweis schuldig geblieben. Herr B. spricht von der Nothwendigkeit der bestehenden Einrichtung vor 100 Jahren; aber der Baiersche Erbfolgekrieg liegt nicht so weit zurück, und obgleich der Krieg eben keine Dauer hatte, so ergaben sich sowohl bei der Preufsischen, als bei der Oesterreichschen Armee solche Mängel und Unvollkommenheiten, an die man heute mit Schaudern denkt, und die in Beziehung auf die Preufsische Armee jene sehr bekannte Schrift des vormaligen Feldarztes Dr. Fritze, und auf die Oesterreichsche Armee die Stiftung der medicinisch-chirurgischen Josephinischen Akademie zur Folge hatte. Der Krieg gegen Frankreich in den Jahren 1792—95, und der um diese Zeit in Polen geführte, liegt unsrer Zeit noch näher; die in diesen Kriegen gemachte Erfahrung hatte die Stiftung der chirurgischen Pepinière zur Folge. Und doch hatte zu jenen Zeiten, die von Herrn B. vorgeschlagene Einrichtung Statt, dafs man das ärztliche Personal aus dem Civil rekrutirte. Der von Hrn. B. vorgeschlagene Zwang wurde in jener Zeit durch die Cantonverfassung hinreichend aufgewogen. Warum man in Kopenhagen neben der Universität eine chirurgische Akademie zur Bildung der Militairärzte errichtete; in Petersburg ein medicinisch-chirurgisches Institut neben den Universitäten im Lande, und nicht lieber die Universitäten vermehrte; warum man eine chirurgisch-medicinische Akademie in Dresden errichtete, verschiedene andere ähnliche Institute an andern Orten, in Leiden, Braunschweig, Hannover, selbst in Hamburg, ja, warum man sogar in London zur Ausbildung der Aerzte verschiedene Institute eingerichtet hat, neben den weltberühmten Engländischen Universitäten, das mufs denn doch wohl einen ganz andern Grund haben, als den Hang zur Verschwendung und Vergeudung des, gewifs nicht überflüssigen, Geldes. Oder sollte allen diesen Regierungen das Licht des Zeitgeistes noch nicht aufgegangen seyn?

Den Ueberflufs an wahren Aerzten haben wir aber gesehen. Das von Hrn. B. aus diesem reichhaltigen §. gezogene Conclusum ist nun: er will darzuthun versuchen, wie jener heilsame Zweck — für die Armee brauchbare Aerzte zu erhalten — gegenwärtig ohne allen Kostenaufwand, und, was die Hauptsache ist, doch edler und im vollkommensten Maafse erreicht werden könnte.

Die Beleuchtung der Ansicht des Hrn. B. und seiner Ideen, welche er in diesem §. zur Schau gestellt, wird wohl jeden von der Zustimmung zu diesem Conclusum abmahnen; aber wir müssen sehen, was er im Verfolg seiner

Ideen zum Besten geben wird, und welchen Gehalt sein Meinen und Glauben hat.

§. 7. Was Hr. B. nicht glaubt mit rationellen Gründen durchführen zu können, und wo auch Sophisterei nicht mehr ausreicht, da sollen ihn Gewaltstreiche, die er dem Staate zumuthet, gegen den Zeitgeist, auf den er so sehr bauet, aus der Verlegenheit reifsen. Ein solcher Gewaltstreich ist die Forderung, dafs alle angehenden Aerzte gezwungen werden sollen, ihre militairische Dienstverpflichtung im militairärztlichen Dienste zu erfüllen. Mehrere Folgerungen aus diesem Postulate finden sich im 12ten §., und werden dort beleuchtet werden.

§. 7. (am Ende). Herr B. ist der Meinung, dafs Aerzte bei kriegerischen Ereignissen doch gewifs nicht als Combattanten auftreten, sondern immer nur als Aerzte die Armee begleiten werden. Darin irrt er; im letzten Kriege waren auch mehrere ärztliche Individuen als Combattanten eingetreten; ja, es gingsn sogar einige aus dem Lazareth-Dienste, und traten als Combattanten ein. Die Medaille von Kanonen-Erz trägt jetzt noch mancher Arzt, und einer und der andere ist nicht zu seinem ärztlichen Stande zurückgekehrt, sondern Combattant geblieben.

§. 8. 850 bis 900 Compagnie-Chirurgen soll eine Armee in der Armee seyn! Wer sich solche poetische Freiheiten erlauben will, kann die Armeen in der Armee vergröfsern und vervielfältigen. Z. B. die Pfeifer, Tambours, Hornisten, Hautboisten und andere Musiker, Feldwebel, Wachtmeister, Fouriere, ja jede Gattung von Militair für sich zusammengestellt, giebt stärkere und zahlreichere Armeen; und hinterher liefse sich leicht meinen und glauben, die gröfste Zahl von diesen sey nicht zum Schiefsen und Hauen bestimmt, sey also entbehrlich, und mehr noch im Frieden, wo eine sehr beschränkte Zahl von ihnen hinreichend seyn würde, die erforderlichen Leistungen zu bestreiten.

§. 9. Leider hat es bisher noch nicht dahin gebracht werden können, dafs alle Hülfsärzte bei der Armee ohne Ausnahme vollständig gebildete Aerzte sind. Ob dies aber auch durchweg nöthig sey; ob bei dem Vorschlage des Hrn. B. dies vorgesteckte Ziel würde erreicht werden können; ob sich die Armee dabei wohl befinden würde; ob nicht dann noch andere Veranstaltungen und die Ansetzung eines Hülfs-Personals, welches mit Kosten verknüpft ist, nöthig werden; und ob nicht der Staat von dieser veränderten Einrichtung eher Verlust als Gewinn, welcher vorgespiegelt wird, haben mögte, das ist eine andere Frage, deren Beantwortung gewifs zum Nachtheil des dargelegten Glaubens und Meinens ausfallen wird, um die sich aber Herr B. nicht bekümmert.

§. 10. Jenen jungen Leuten, welche an der Akademie 2 bis 3 Jahre auf Kosten des Staats (sind doch nur die unentgeldlichen Vorlesungen) gebildet sind, gesteht Herr B. hier doch auch wissenschaftliche und gute Bildung zu; er meint nur: die des Friedrich Wilhelms-Instituts seyen wissenschaftlicher und besser gebildet; und einzelne von jenen haben sich rücksichtlich ihrer wissenschaftlichen Bildung, auch recht vortheilhaft ausgezeichnet.

Herr B. stellt nun die Gesichtspunkte auf, aus welchen die Angelegenheit mit unbeschleiertem Auge betrachtet werden soll; aber er setzt dem Forscher Brillen auf, welche durch Befangenheit getrübt sind. Er meint, die 18 Zöglinge des Instituts, welche jedes Jahr in die Armee treten, kommen bei dem Bedürfnisse von 850 Compagnie-Chirurgen kaum in Betrachtung. Warum nicht? er rechnet ja die Zahl der in jedem Zeitmomente dienenden Zöglinge des Instituts in der Armee auf 72 bis 90. Es liefse sich nachweisen, dafs mehrere vorhanden sind. Und will Hr. B. jene einzelnen, welche nicht im Institute waren, und welche sich rücksichtlich ihrer wissenschaftlichen Bildung auch recht vortheilhaft ausgezeichnet haben, nicht hinzuzählen? Sollte nicht auch von den Compagnie-Chirurgen, welche zum Studium nach Berlin kommen, sich nicht auch dieser und jener vollständig ausbilden, da mancher öfter als einmal nach Berlin kommt, mancher schon ehe er Compagnie-Chirurgus wurde, einen gewissen Grad von Bildung hatte, die er später vollendet, und mancher von ihnen recht gute Vorkenntnisse hatte? Sollte nicht mancher Compagnie-Chirurgus, der sich in den Universitätsstädten, z. B. Berlin, Breslau, Königsberg, Greifswalde, Bonn und Halle, aufhält, die sich ihm hier darbietende Gelegenheit zu seiner Ausbildung benutzen? welcher er sich gewiſs nicht hätte bedienen können, wenn er nicht Compagnie-Chirurgus wäre; und will denn Hr. B. allen diesen Leuten Vorkenntnisse absprechen? Alle diese Quellen, aus welchen die Armee versorgt wird, sollten doch billigerweise nicht ignorirt werden. Und stand denn nicht bisher jedem angehenden Civilarzte frei, eine Anstellung in der Armee nachzusuchen? und wurde ihm diese abgeschlagen, wenn seine Forderungen dem Bedürfniſs der Armee nur irgend entsprachen?

Herr B. schlägt die Dienstzeit eines absolvirten Zöglings des Friedrich Wilhelms Instituts auf 4, höchstens 5 Jahre an, obgleich er es wissen muſs, daſs jeder Zögling beim Eintritt ins Institut sich verpflichten muſs, 8 Jahre als Compagnie-Chirurgus zu dienen. Herr B. meint aber, das Hinaufrücken zur nächsten Beförderungsstufe verkürze diese Dienstzeit;

doch aber wohl nicht bei allen? Hr. B. weiſs ja (nach §. 5.), daſs jährlich etwa 5 Individuen auf die erste Beförderungsstufe nur rücken; er weiſs, daſs diese 5 Individuen nicht alle aus denen genommen werden, sondern auch, wenn gleich nur selten, Ausnahmen Statt finden, daſs also wenigstens die, welche nicht befördert werden, und das ist doch die bei weitem grössere Zahl, länger als höchstens 4 bis 5 Jahre, dienen müssen.

Herr B. meint nun: es gäbe unter den Compagnie-Chirurgen, die im Institute erzogen worden, mitunter auch wohl welche, die zu einem höheren ärztlichen Grade nicht recht tauglich seyen. Zugestanden; allein deshalb werden sie auch nicht alle ohne Unterschied, wie Herr B. es bei seinem vorgeschlagenen Modus haben will, befördert, sondern die vorzüglichsten dazu ausgewählt, die übrigen blieben in der niederern Sphäre, wo sie an ihrem Platze sind, wie es denn so nach Gerechtigkeit und Billigkeit überall gehalten werden sollte. Alle Aeskulapen, meint er, sollen ächte seyn; aber das soll er wohl nicht in dieser unvollkommenen Welt finden, wenn er auch mit Diogenes Laterne bei hellem Tage sie die Revüe passiren läſst. Demokrit verlacht ihn, und Heraklit beweint ihn. Herr B. hat übrigens seinen eigenen Maaſsstab, an welchem er die Vollkommenheit der im Institute gebildeten Zöglinge miſst, der nirgends in der Welt weiter Anwendung finden kann, und er setzt ohne Umstände voraus, man sey der gewöhnlichen Meinung, die im Institute gebildeten Zöglinge seyen alle ohne Ausnahme das Muster der Vollkommenheit, gleichsam als wenn die ganze Welt seine thörigten Einfälle theile. Von Seiten der Zöglinge des Instituts, meint er, bringe ja nicht jeder Jüngling das erforderliche Talent zum heilkünstlerischen Fache mit, und das Institut vermöge nicht, dieses zu geben. Bringen denn die andern Studirenden der Heilkunde, welche ihre Ausbildung nach Willkühr besorgen, etwa alle dies Talent mit? oder können sie es etwa für Geld oder auf andere Art sich verschaffen, oder vom Helikon verschreiben? Und räth diejenigen unter diesen Jünglingen, bei welchen der Mangel des Talents sich offenbart, etwa Jemand von der Wahl des Standes ab, was doch, so weit es menschenmöglich ist, vom Institute geschieht?

Es wäre allerdings ein Fehler, wenn Zöglinge des Instituts das Institut als Ignoranten verließen; und dieses darin seinen Grund hätte, daſs der Jüngling, ungeachtet seiner herrlichen Talente, die kostbare Zeit miſsbrauche. Mag es seyn, daſs dieser Fall wirklich vorgekommen wäre; wir wollen es einmal dem Hrn. B. auf sein Wort glauben, und ihm darüber keinen Eid abfordern. Aber will es wohl Herr B. beschwören, daſs dies mit den bei der Universität immatrikulirten Jünglingen nicht der

Fall sey? oder, dafs bei diesen akademischen Bürgern bessere, zweckmäfsigere Vorkehrungen zur Verhütung dieser gerügten Unbill getroffen sind, als es bei dem Friedrich Wilhelms-Institute ist? Mit den von ihm bezeichneten Ignoranten mag sich Hr. B. abfinden; eine unvollständig gebliebene Ausbildung ist denn doch noch keine Ignoranz.

Ueber die Reife des Alters hat sich Herr B. nicht weiter erklärt, um das viel oder wenig, was zu wünschen übrig geblieben seyn soll, würdigen zu können. Unter 17 Jahren wird Niemand im Institute gesetzlich aufgenommen; und in diesem Alter macht sich's wohl schon. Dies sey genug in Betreff der gerügten physischen Reife: zu viel mögte auch hier schaden. Wenn aber Herr B. glaubt und meint: den Jünglingen, welche beim Friedrich Wilhelms-Institute als Zöglinge eintreten, müsse nothwendig (es könne ja nicht anders seyn) die wissenschaftliche Reife abgehen, so müssen wir doch seine Gründe beleuchten.

Er glaubt und ist der Meinung, dafs ein Jüngling, welcher vom Schicksale so begünstiget wird, dafs er eine gröfsere und gelehrtere Schule bis zur Erlangung der erforderlichen Vorkenntnisse besuchen könne, immer auch so viele Mittel haben werde, eine Universität zu beziehen, und dort das medicinische Studium frei und unabhängig zu betreiben. Warum fordert er dies? Glaubt er etwa, dafs diese unabhängigen Studirenden jene Erfordernisse, welche er kurz zuvor, von Rust entlehnt, angeführt hat, besser und vollständiger befriedigen werden, als die Zöglinge des Friedrich Wilhelms-Instituts? Was berechtigt ihn zu diesem Glauben? Hat ihn etwa die Erfahrung belehrt, dafs der freien, allseitigen Ausbildung von Seiten des Instituts Schwierigkeiten und Hindernisse in den Weg gelegt werden? Das widerspräche seinem eigenen zeugnifsvollen Ausspruche; dafs von Seiten des Instituts das Verlangte im möglichsten Grade geschehe. Aber die wissenschaftliche Reife? — Die Behauptung: dafs ein auf Schulen zur Universität vorbereiteter Jüngling auch Mittel genug haben müsse, um die Kosten seiner Erhaltung und seines Studiums auf der Universität zu bestreiten, ist abgeschmackt, und nur für Hrn. B. mögen einige Bemerkungen über die Sache hier Platz finden; vernünftige Leute, welchen darin ein Urtheil zusteht, könnten sie entbehren. Sollten wohl alle Jünglinge, denen die Mittel zur Bestreitung des Universitäts-Studiums abgehen, auf Schulen es nicht weiter bringen, als zu Demjenigen, was man zum Hausbedarf im gemeinen Leben nicht entbehren kann? Sollten wohl Eltern und Jugendpfleger den Jüngling davon abhalten, die Gelegenheit zu einer vollständigen Ausbildung auf Gymnasien zu benutzen, wenn diese Gelegenheit sich darbietet? Das wäre mehr als herzlos. Sah Herr B. noch nie einen Schuster oder Handwerksmann, selbst in einem kleinen Orte, der sein Griechisch, z. B. welches er in der Jugend gelernt, und welches ihm in seinem Gewerbe zu nichts frommen konnte, im vorgerückten Alter noch nicht ganz vergessen hatte? Er mag darnach forschen, und er wird diese Wahrheit zuversässig bestätiget finden. Ferner: ist es denn etwa ein Geheimnifs, dafs Bürger und spärlich besoldete Beamte, oder Eltern, deren Ehe das Schicksal reichlich gesegnet, in solchen Städten, in welchen Gymnasien und diesen ähnliche Schulen sich vorfinden (deren Zahl in den Preufsischen Staaten schon zu grofs ist, um solche hier alle namentlich anzuführen), ihre Söhne, ohne Unterschied, ob arm oder reich, in diese Schulen schicken, und nach ihrer vollendeten Vorbereitung nichts sehnlicher wünschen, als Unterstützung derselben zum ferneren Studium auf der Universität, welche ihnen zu gewähren sie unvermögend sind? Jede unsrer Gelehrten-Schulen kann ihm zu jeder Zeit Beispiele in Menge aufstellen. In diesen Gymnasien finden sich auch Nichteinheimische, welche nicht vermögend sind, aber von einheimischen Verwandten und Gönnern während der Schulzeit genährt werden. In der jetzigen Zeit sowohl, als in der Vorzeit, finden sich davon Beispiele in Menge, und der Zeitgeist ist wirklich nicht so verderbend, dafs er den wohl hergebrachten Geist der Wohlthätigkeit dieser Art sollte verlöscht oder erstickt haben. Ferner giebt es bei jedem Gymnasium (man denke nur an die reiche Ausstattung des Joachimsthalschen und die des grauen Kloster-Gymnasiums in Berlin) Veranstaltungen, durch welche unvermögende Jünglinge kräftig unterstützt werden, und welchen beim Abgange vom Gymnasium eine Aussicht zur Aufnahme in ein Friedrich Wilhelms-Institut nicht anders als sehr erwünscht seyn kann. Sollte nun wirklich, wie Hr. B. meint, aus dieser reichhaltigen Quelle von vollständig vorbereiteten, aber unvermögenden Jünglingen keine, oder diese nur in geringer Zahl dem Friedrich Wilhelms-Institute zufliefsen? Wie grofs müfste die Anmafsung seyn, welche so etwas im Ernste behaupten wollte! Und wer dies zu behaupten wagt, der sollte doch gewifs nicht von unbeschleiertem Auge und vom Sonntagsblick sprechen. Durch solche Redensarten, wenn sie nicht Rodomontaden sind, müfste man auf die Gedanken gerathen: der Verfasser sey nicht einer von den Menschen, welche sich in dem Institute bis zur Bewunderung wissenschaftlich emporgeschwungen haben, sondern er gehöre zu denen sogar, welche die kostbare Zeit nicht zweckmäfsig verwendeten, und am Ende der Jahre, ohne den gehofften Erfolg, das Institut verlassen haben sollen.

§. 11. In der Folge beim §. 12. wird sich nachweisen lassen, daſs, wenn gleich an vollständig wissenschaftlich gebildeten Aerzten bisher noch nie Ueberfluſs gewesen, und nie seyn wird, auf dem von Hrn. B. gewünschten Wege der Besetzung dieser Stellen, ihre Zahl noch viel geringer, als bei dem jetzigen seyn müſste; und daſs zu Friedenszeiten ein Compagnie-Chirurgus von jedem Infanterie-Bataillon wirklich entbehrt werden kann, unterliegt gar keinem Zweifel. Aber eben die Stellung, welche Herr B. der Einrichtung giebt, daſs Compagnie-Chirurgen aus der Armee zum Studium nach Berlin berufen werden, mögte der Standpunkt denn doch nicht seyn, auf welchem die Sache erscheint. Auf jeden Fall wird man immer untergeordnete Aerzte nöthig haben, welche unter Anleitung und Aufsicht von Vorgesetzten handeln, und bei welchen der Mangel an vorbereiteter und vollendeter wissenschaftlicher Ausbildung mit allen ihren Feinheiten nicht durchaus erforderlich ist. Daſs es nicht allen an Vorbildung fehle, gesteht Herr B., wie sich dies denn auch nicht gut wegleugnen lieſs. Aber er meint: man könne während einer Zeit von $1\frac{1}{2}$ Jahren in der Heilwissenschaft eben „nicht viel studiren und lernen"; indessen bei Lust und Liebe und Fleiſs kann man doch wirklich viel thun, ohne gerade ein gelehrter Arzt zu werden, worauf es bei der nächsten Bestimmung des Compagnie-Chirurgus auch gar nicht ankommen möchte. Auch vergifst Hr. B., dafs es unter diesen Compagnie - Chirurgen mehrere giebt, welche mehr als einmal zum Studium nach Berlin kommen; und so vergifst er es auch, dafs manche von ihnen, ehe sie als Compagnie-Chirurgen angestellt wurden, schon während kürzerer oder längerer Zeit bei der medicinisch-chirurgischen Akademie Unterricht genossen hatten, von welchen Herr B. §. 10. Einzelnen die Gerechtigkeit widerfahren läfst, dafs sie sich, rücksichtlich ihrer wissenschaftlichen Bildung, auch recht vortheilhaft ausgezeichnet haben; — und diese Umstände alle dürfen doch nicht aus dem Kalkul bleiben, wenn mann nicht ungerecht seyn will. Dafs sich auf diesem Wege Mancher zum praktischen Arzte ausbildet, davon kann sich Hr. B. überzeugen, wenn er die Qualifications-Prüfungen besuchen will, welche diese Individuen zu bestehen haben, und welche ja wohl nur der Maafsstab seyn können, dessen sich Hr. B. zur Beurtheilung der ärztlichen Reife bedienen, und den er auch im folgenden §. angewendet wissen will.

Wer würde aber wehl nicht mit Herrn B. einverstanden seyn, und nicht wünschen, dafs alle ärztliche Stellen bei der Armee mit Männern des ersten Ranges besetzt wären, vorausgesetzt, dafs diese sich zu allen erforderlichen

Hülfs- und Dienstleistungen hergeben wollten. Aber das thun sie gewiſs nicht: und da sie es gewiſs nicht thun, so kann der Nutzen von ihnen nicht erwartet werden, den Hr. B. sich davon verspricht. Aber gesetzt: es wäre; woher sollte wohl das beträchtliche Bedürfniſs befriedigt werden? Dazu weiſs Hr. B. Rath: er beschenkt die Armee sogleich mit den auf Universitäten gebildeten, angehenden Aerzten, welche so eben die Schule verlassen haben. Wahrscheinlich sind dies lauter ächte Aeskulape, von welchen er §. 10. meint, daſs sie das Friedrich-Wilhelms-Institut nicht liefere. Aber wenn sie das auch wären, was kein vernünftiger Mensch glauben wird, selbst wenn es Hr. B. beeidigen wollte; woher die erforderliche Zahl nehmen? Da, wie leicht zu erweisen ist, die im folgenden §. willkührlich angegebene Zahl von absolvirten Aerzten zu unserm Behufe viel zu hoch angenommen ist, und mit der, wenn man sie stehen lassen wollte, doch selbst im Frieden bei weitem nicht auszureichen ist, wenn man sich auch dazu verführen lassen wollte, die Zahl der Militairärzte auf die Hälfte herabzusetzen.

§. 12. Hr. B. nimmt an, daſs von den Universitäten alljährlich gegen 100. Aerzte das Universitäts-Studium beendigen. Weiter unten glaubt er eine gröſsere Zahl annehmen zu können. Ueberhaupt aber wird die Belehrung, welche dieser §. geben soll, sehr verwirrt, und in sich widersprechend. Wir wollen ihm einmal seine 100 Rekruten alljährlich zugeben, was wir jedoch nicht können, so giebt dies bei einer zweijährigen gezwungenen (nicht freien und unabhängigen) Dienstzeit eine Zahl von 200 Unterärzten für die ganze Armee, welche, das jetzige Bedürfniſs zur Hälfte gerechnet, denn doch nach §. 8. zwischen 425 bis 450 fordert; woher aber sollten denn die noch fehlenden 250 kommen? Ferner: Hr. B. stellt seine jährlichen 100 Rekruten in Parallele mit den 18 Studirenden, welche das Friedrich-Wilhelms-Institut jährlich in die Armée entläſst, bedenkt aber nicht, das letztere 8 Jahre zu dienen verpflichtet sind, welches, genau genommen, die Zahl von 144 geben würde. Hierzu nun noch diejenigen gerechnet, welche als vormalige Zöglinge der Akademie in der Armee sich befinden, und jene Compagnie-Chirurgen, welche als solche in Berlin des Studiums wegen anwesend waren; so müssen diese alle doch jene 200 wohl aufwiegen, ohne derer zu gedenken, welche Gelegenheit hatten, sich in andern Universitäts-Städten auszubilden. Aber von jenen Balzischen 200 wird denn doch noch Mancher gestrichen werden müssen. 1) Bei der Prüfungsbehörde (mit mehr Sicherheit als aus den Inmatrikulationslisten) kann man es mit Zuverläſsigkeit erfahren, daſs bisher noch in keinem Jahre 100 angehende Aerzte, welche ihr Studium auf irgend einer Universität beendiget haben, geprüft wurden, was doch der Fall seyn müſste, wenn die Angabe des Hrn. B. ihre Richtigkeit hätte, weil jeder Arzt, welcher sich in den Königlichen Staaten (Neufchatel etwa ausgenommen), niederlassen will, in Berlin geprüft werden muſs.

2) Es müssen jene abgerechnet werden, welchen das Talent zur Ausübung der Chirurgie abgeht, wenn gleich sie zu Doctoren der Chirurgie creirt werden.

3) Diejenigen, welche bei ihrem Studium sich gar nicht der Chirurgie beflissen hatten, vielmehr es nur auf Einen Zweig der Heilkunde beschränkten.

4) Diejenigen, welche zwar im Besitz des Wissens, aber nicht in dem des Könnens, in so fern es Chirurgie betrifft, sind. (Siehe die Note zu §. 12. der Balzschen Schrift.) Mit dem Wissen allein kann der Armee wohl nicht gedient seyn, klug sprechen kann ihr nicht helfen; ihr Bedürfniſs fordert Handeln, also Können.

5) Diejenigen, welchen ihr körperlicher Zustand: Verkrüppelung, Schwächlichkeit etc. es nicht erlaubt, Kriegesdienste zu thun.

Wenn diese alle von jenen 200, oder vielmehr von der nicht auszumittelnden wahren Zahl abgezogen werden, so wird sich die Masse sehr bedeutend vermidern, und der gebildeten Aerzte würden bei der vorgeschlagenen Ergänzung gewiſs weit weniger in der Armee seyn, als sie es bei der bisherigen Verfassung sind, wo den auf den Universitäten frei und unabhängig sich bildenden Aerzten der Weg zum Eintritt in die Armee noch überdies keinesweges verschlossen ist.

So viel über die Quantität. Noch wäre über die Qualität Einiges nachzuholen. Kann Hr. B. wohl wirklich glauben, daſs alle promovirte Aerzte ihr Studium in der Art vollendet haben, wie er will, daſs es geschehen soll? Möchte er es wohl beschwören; daſs alle, welche ihr Studium auf der Universität machen, wirklich jene Vorbereitung im ganzen Umfange genossen haben? daſs alle die erforderliche Zeit darauf verwendet? Daſs alle bei ihrer Freiheit und Unabhängigkeit die Zeit sorgfältig verwendet, keiner sie vergeudet habe? daſs alle das erforderliche Talent zu dem heilkünstlerischen Fache mit zur Universität bringen, was diese ihnen doch nicht geben kann? So etwas wird, wenn nicht Hr. B., gewiſs Niemand weder glauben, noch beschwören.

Aber wie in aller Welt kommt Hr. B. zu der Forderung, daſs gerade die Aerzte gezwungen werden sollen, ihre Verpflichtung zum Militair-Dienste als Unterärzte in der Armee, was der Neigung des einen oder des andern ganz entgegen ist, abzudienen, und auf den

Vortheil Verzicht zu leisten, den jeder andere im gewöhnlichen Militairdienste hat, auf die endliche Beförderung zum Feldmarschall hoffen zu können, die ihm im militairärztlichen Dienste doch nie werden kann? Und denn gerade den Aerzten der Zwang eines zweijährigen Dienstes, und in einer ihm vielleicht nicht zusagenden Garnison, da es doch allen Jünglingen von Geistesbildung gesetzlich verstattet ist, ihre Verpflichtung mit einjährigem freiwilligem Dienste, und bei einem frei gewählten Truppentheile abzumachen? Solche Gewaltstreiche möchten nicht geeignet seyn, den Glauben an die Gleichheit vor dem Gesetze zu befestigen. Ferner der gute Rath: allen Candidaten der Medicin nach bestandener Prüfung die Promotion vorläufig zu verweigern, bis sie ihrer Verpflichtung zum Militairdienst genügt haben, würde ein neues, andern Gesetzen widersprechendes Gesetz erfordern, zu welchem sich der Gesetzgeber vielleicht nicht verstehen würde, und möchte wohl nicht zum Ziele führen, da die Candidaten überdies doch, als Licentiaten der Medicin betrachtet, die weitere Licentiam practicandi aber dann erst erhalten sollen, wenn sie nach geleisteter Dienstpflicht zur Erlangung der Doctorwürde nachträglich zugelassen worden, gleichsam als wenn die Doctorwürde (eine rein akademische Würde) als Preis für Militairdienst, und ein Licentiat ohne Licenz denkbar sey. — Das nenn' ich mir Ideen! —

Hr. B. verlangt denn aber auch, dafs die untern Aerzte der Armée ein anständiges Gehalt erhalten sollen. Wahrscheinlich versteht er darunter 20 Rthlr. monatlich, weil er die Hälfte der Compagnie-Chirurgen will eingehen lassen. Schwerlich wird man sich dazu verstehen; die jetzigen Bataillons-Chirurgen der Landwehr, welche nur 12 Rthlr. monatliches Gehalt beziehen, können wohl als Beispiel dienen, dafs die Behörden dazu nicht geneigt sind; wenigstens haben mehrere Versuche gezeigt, dafs die Ermittelung eines anständigeren Gehalts, als dasjenige ist, was sie bis jetzt beziehen, eben nicht leicht seyn wird. Geschieht dies aber bei diesen Bataillons-Aerzten, (deren Stellung doch nicht als auf der untersten Stufe betrachtet werden kann,) um wie viel weniger wird es bei den Aerzten einer (noch näher zu bestimmenden) untern Klasse gelingen.

Hr. B. fährt nun fort, den Gang zu bezeichnen, welchen die Beförderung der Aerzte von der untersten Stufe bis zum Arzte erster Klasse nehmen sollte. Er will (!) der untere Arzt soll in eine bestimmte höhere Klasse mit einem angemessenen, etwas höherem Gehalte gesetzt werden und aus dieser Klasse, streng nach dem Dienstalter, sollen endlich die Aerzte erster Klasse entnommen werden. Wie wenn dies

etwas

etwas anders wäre, als jene Carrière, welche, als dem wahren Zeitgeiste nicht angemessen, vom 2ten bis 6ten §. getadelt worden ist, wo der Compagnie-Chirurgus zum Pensionair, oder Ober-Chirurgus, und, dem Dienstalter nach, zum Regimentsarzte befördert wird; den Unterschied ausgenommen, dafs jeder untere Arzt nach Hr. B., wenn er in der Armee bleiben will, nach der Reihefolge, ohne Ausnahme befördert werden soll, statt dafs bei der bisherigen Einrichtung aus den Compagnie-Chirurgen nur die vorzüglichsten zur Beförderung ausgewählt werden, und die weniger würdigen keine Ansprüche auf diese Beförderung behalten. Hr. B. nennt seine vorgeschlagene Procedur eine nach den strengstne Regeln der Billigkeit und Rechtmäfsigkeit gemachte Einrichtung. Billig würde sie seyn, wenn nur nicht das Befördern ohne Ausnahme, und die vernachläfsigte Auswahl Unrechtmäfsigkeit einschlösse.

Einiges liefse sich denn doch gegen diese Procedur sagen: der Maafsstab, nach welchem Hr. B. vorzüglich die Würdigkeit der Competenten abmessen will, ist die Staatsprüfung, und das Promotions-Examen. Sollten aber wohl alle jene, welche sich in diesen Prüfungen als zur medicinisch-chirurgischen Praxis qualifizirt erwiesen haben, gleich würdig seyn? das müfste eigen zugehen. Die Erfahrung lehrt das Gegentheil. Nächstdem ist denn doch auch nicht jeder Gelehrte auch zugleich ein guter Vorgesetzter, und ein Vorgesetzter soll doch der Regimentsarzt seyn; noch dazu ein Vorgesetzter im Militair, wozu das Talent gewiſs nicht jeder mit zur Stelle bringt, und dem, welchem es fehlt, nicht eingeimpft, nicht erworben werden kann. Oder sollte das etwa ganz gleichgültig seyn? Hr. B. meint ferner, an vielen und gewiſs recht sehr tüchtigen Aspiranten werde es aus guten Gründen wahrlich nie fehlen. Das aber müssen wir aus folgenden Gründen bezweifeln. Ein Arzt, wie ihn Hr. B. mit Fug und Recht zum vorgesetzten ersten Arzt im Militair fordert; ein Arzt im weitesten Sinne des Worts, mit der vollendetesten Ausbildung in allen Zweigen der Heilkunde; ein solcher Arzt, der weiter keine Verpflichtung hätte, den Militairstand zu wählen, sollte der wohl sich dazu entschlieſsen? Was für Beweggründe könnte er dazu haben? etwa die Hoffnung zum dereinstigen Gewinn, welchen Hr. B. §. 6. im Vorbeigehen von 1200 bis zu 2000 Rthlr. jährlich anzuschlagen für gut findet? Hierbei würde doch Manches in Betrachtung kommen.

1) Der Ueberschuſs der Medicingelder, so hoch wie ihn Hr. B. rechnet, kann nicht statt finden; darüber wird sich späterhin ein Wort sagen lassen.

2) Hr. B. will das Medicingeld abgeschafft wissen; es fiele also der Ueberschufs weg, und zuverläfsig werden die Behörden die Gehaltserhöhung nicht bis zu diesen Summen statt finden lassen. Wir wollen aber annehmen, dafs auf den Grund der Versicherung des Hrn. B. 1200 Rthlr. bewilliget würden; ist dieses Non plus ultra, welches dem Arzte in vorgerücktem Alter zu Theil werden kann, denn so beträchtlich, dafs er keine Hoffnung nähren sollte, es im bürgerlichen Leben bei gröfserer Unbeschränktheit und Unabhängigkeit je zu erwerben?

3) Angenommen, dafs eitle Erwartung einer glänzenden Lage viele Aerzte verleitete, nach erfülltem Zwangsdienste im Militair zu bleiben, würde ihre Zahl nicht zu bedeutend seyn, als dafs der angehende Expectant hoffen könnte, sobald zur Hebung des Schatzes zu gelangen?

4) Wenn nun aber nach Hrn. B. Vorschlage die Anzahl der ersten Aerzte bei der Armee auch nur bis auf die Hälfte verringert würde, wird dann nicht die Hoffnung zu dem baldigen Genufs noch bei weitem geringer? Aber man fange nur mit der Erhöhung des Gehalts, und mit der Verminderung der Zahl bei Aufhebung der Medicingelder an, so wird sich nur zu bald finden, dafs bei öffentlicher Verwaltung des Medicingelder-Fonds der Ueberschufs unzureichend ist, die Erhöhung des Gehalts zu

decken, und dies wird Grund genug zu einer anderweiten Verminderung der Zahl seyn: man wird auf dem natürlichsten Wege von der Welt finden, dafs bei jeder Division der Armee Ein erster Arzt hinreichend sey; und, um dem schreienden Bedürfnisse zu begegnen, wird man allenfalls Surrogate für die ersten Aerzte in solchen eines niederen Grades anordnen, und ihnen ein diesem Grade angemessen befundenes Gehalt bewilligen. Die Aussicht zur Gewinnung einer Stelle mit anständigem Gehalte wird unter solchen Auspicien, welche nicht ausbleiben können, um ein bedeutendes geringer. Es ist hier nicht der Ort, eine Seite zu berühren, welche den angedeuteten Accord gänzlich vernichtet: die Unterordnung der Medicinal-Partie unter eine ihr ganz fremde Behörde, deren Ideal Ersparung und Erwerb auch auf Unkosten des Leidenden und Kranken seyn wird, und welche nicht ausbleiben mögte. Ein Umstand, der viele edelsinnige Aerzte von der freien Wahl des Militairstandes verscheuchen würde.

5) Wenn nun aber der tüchtige Arzt von der Qualität, wie ihn Hr. B. zeichnet, ein Virtuose, seine Rechnung beim Militair nicht finden kann, weil der zu hoffende Gewinn so grofs nicht ist; weil die Hoffnung zum Genufs desselben sehr weit aussehend ist; weil er im Civil weit schneller zum Ziele kömmt, und letz-

teres bei weitem glänzender leuchtet; weil er thörigt seyn müſste, wenn er den ungewissen, unbequemen und unruhigen zuweilen mangelnden Wohnsitz dem sicherern, bequemen und ruhigern; die geringere der gröſseren Gefahr vorziehen wollte; so kann man denken, welcher Ausschuſs aus der Masse fürs Militair bleiben würde; und mit dieser Raçe will Hr. B. das Militair beschenken?!

Einen, wenn gleich geringfügig-, oder bedeutend scheinenden Umstand, wie man ihn (wie doch jede Sache nicht eine Seite allein darbietet) nehmen will, darf man bei des Hrn. B. Vorschlage nicht aus dem Auge verlieren. Er will nehmlich, jeder im Militair zu befördernde Arzt soll die Prüfung nach gesetzlicher Form passirt seyn. Ohne das geht es nun allerdings nicht, und muſs nicht ohne das gehen. Aber das ist auch bisher, mit Hintansetzung einer unbedeutenden Förmlichkeit, hin und wieder geschehen. Die Staatsprüfung hat jeder in ihrem ganzen Umfange bestehen müssen; dem Hrn. B. kommt sie aber zu spät, und er will aus der Verzögerung, welche nicht ohne Grund auch in spätern Zeiten hat beibehalten werden müssen, eine Anticipation ableiten, die ihm verdächtig scheint. Aber geleistet hat diese Forderung denn doch werden müssen, gleichviel für unsern Vorwurf, ob früh oder spät. Nur bei der Anticipation glaubt Hr.

B., dafs die Armee gefährdet sey. Hr. B., um diese Meinung zu unterstützen, könnte wollen sich auf Beispiele berufen; sie mögen vorhanden seyn; aber er stelle sie auf, und ihr Umfang mufs sich in das Meer des Nichtirrthums so verlieren, dafs kaum die Spur noch aufzufinden bleibt. Und, sollte bei dem von Hrn. B. vorgeschlagenen Modus auch nicht ein einziger Fehlschufs fallen? will er das wohl beeidigen und beschwören? Fehlgriffe in Menge, oder vielmehr nicht Fehlgriffe, sondern Nieten, wie in dem Lotteriespiel würden, nicht ausbleiben.

Eine zweite Neuerung, welche Hrn. B. unerläfslich scheint, ist die akademische Promotion. Sie mag ihr Gutes haben; aber entbehrlich mufs sie doch wohl seyn, und das mufs jeder finden, der sich in der wirklichen Welt umgesehen hat. Warum will Hr. B. die Welt in seinen Wahn und in den des gemeinen Mannes, des abergläubischen und nicht unterrichteten Plebs ziehen, welcher der Meinung ist, und glaubt: ein Doctor und ein Arzt seyen gleichbedeutend und unzertrennlich? Welcher Mifsgriff! Wir wollen die lächerliche Seite, welche dieses sehr allgemeine Vorurtheil blofs giebt, wovon ein Doctor der Musik, in Beziehung auf die Folgen des Tarantelstichs, vielleicht unter die Ausnahmen zu rechnen ist, aus dem Spiele lassen, und hintan stellen, dafs es nämlich nicht so ganz selten sich ereignet, dafs ein Doctor der Theologie oder der Jurisprudenz, oder (Magister) der Philosophie von einzelnen Bürgern aufgefordert wird, Kranken zu rathen; so geben doch diese genannten Facultäten einigen Aufschlufs, und berichtigen die gewöhnliche vorgefafste Meinung. In welchem Staatsamte ist wohl die Erwerbung der Doctorwürde unerlafslich? Doch wohl nur einzig zu dem Amte eines Lehrers in der Universität; und mufs nicht auch hier diese Würde bei einzelnen Individuen durch ein Ehren-Diplom supplirt werden? Aber bei Aemtern, zu welchen Gelehrte aus dieser oder jener Facultät erfordert würden, wird da je der Besitz der Doctorwürde zur *Conditio sine qua non* gemacht? Waren denn alle Päpste, Erzbischöfe, Domherren, Consistorialräthe und praktische Geistliche Doctoren? Waren es alle Justiz-Minister, Justiz-Präsidenten, Justizräthe, Richter und Advokaten? Nicht zu gedenken aller übrigen Staatsämter, zu deren Besetzung Gelehrte von Profession erfordert werden, und wobei davon, ob der Aspirant Doctor sey oder nicht, nie die Rede ist. Warum aber sollte denn Niemand ein tüchtiger oder vorzüglicher Arzt seyn können, ohne *summos honores academicos in facultate medica* erworben zu haben? Und sollten wohl alle *Doctores medicinae* wegen dieser erworbenen Würde ausgemacht gelehrte, zuverlässige und geschickte Aerzte seyn? Sollten sich unter diesen nicht Schüler in Menge finden? Herr B. lasse sie nur die Musterung passiren, und betrachte sie mit unbeschleiertem Auge. Ist wohl das Doctor-Diplom der Maafsstab für den Stand der Gelehrsamkeit und Tüchtigkeit des Inhabers? Sind nicht alle Diplome von gleichem Gewicht? Und wenn das ist, warum eins von einer entfernten Universität holen, wenn man es in der Nähe haben kann!

Hieraus mufs sich denn wohl zur Genüge ergeben, dafs die Doctorwürde, eine rein akademische Würde, für das öffentliche Staatsleben keinen Werth habe; dafs sie also bei Beurtheilung des Arztes als praktischen Arztes nicht in Betrachtung kommen dürfe. Dies haben auch wohl alle Staaten von jeher eingesehen; und auf diese Einsicht den Entschlufs gebaut, von akademischen Würden keine Notiz zu nehmen, sondern auf andere Weise sich von der Tüchtigkeit zu einem Amte, oder Gewerbe, mögliche Gewifsheit zu verschaffen, welches bei den Aerzten durch die Staatsprüfungen, und in ähnlicher Art bei den Theologen und Juristen geschieht.

Wenn nun bei den obern Militair-Aerzten die Forderung der Doctorwürde nicht gemacht worden ist; so liegt das theils in der Natur der Sache, theils in der zuverlässigen Beobachtung: dafs nicht immer der *Doctor medicinae et chirurgiae* auch der gute und tüchtige Militairarzt sey. Und Hr. B. hat in dieser Form etwas aufgestellt, was für uns keinen Werth hat.

Herr B. will zwar auch davon einen Grund zu seiner Vermuthung nehmen, dafs nämlich von den frei und unabhängig Studirenden die lauterste Quelle für die höheren militairärztlichen Stellen fliefse, weil wir seit vielen Jahren sahen, dafs die meisten Studirenden der Medicin diese Wissenschaft nach dem weitesten Begriffe ganz studiren, dafs die allermeisten sich gleichzeitig zu Doctoren der Chirurgie creiren lassen, was doch nicht nur so obenhin geschehen kann. Was die vielen Jahre betrifft, so reichen sie noch nicht sehr weit zurück; und von den Doctoren der Chirurgie werden wohl nur wenige wahre ächte Chirurgen seyn. Dafs zum Arzte im weitesten Sinne denn doch wohl mehr Talent erfordert werde, als zu dem Arzt für innere Krankheiten allein, wird Niemand in Abrede seyn; und sollten denn wohl alle Studirende der Medicin dies Talent mit zur Universität bringen? Oder hätte Herr B. dies Talent oben §. 10. nur so obenhin gefordert? Nächstdem mufs man wirklich annehmen, dafs recht viele Diplome mit dem Prädicate *Doctor medicinae et chirurgiae* nur so obenhin ausgefertiget sind, wo der Doctorandus nie über irgend eine Disciplin der Chirurgie eine Vorlesung gehört, noch Chirurgie studirt hatte, aus dem sehr einfachen Grunde, weil auf der Universität nicht ein einziger Professor war, welcher Chirurgie lehrte, und der Candidat doch keine andere Universität besucht hatte. Also nur so obenhin; oder man mufs geglaubt haben: das Uebrige finde sich nachher. — Ach nein, es findet sich nie! Die vielen Jahre, von welchen Hr. B. spricht, sind wirklich nicht unzählig. Wie lange ist es denn her, seitdem man darauf gedacht hat, die Universitäten mit einem Lehrer der Chirurgie auszustatten? und sollten nicht die isolirten Akademien der Chirurgie, Collegia medico-chirurgica und ähnliche Bildungsanstalten den Sinn für diesen Zweig der Heilkunde auf Universitäten angeregt und zum Wetteifer ermuntert haben? Wie lange ist es denn her, dafs noch über Vereinigung und Trennung der Medicin und Chirurgie literarisch gestritten, Preifsfragen aufgestellt, und zum Nachtheil der Vereinigung entschieden wurde? Sind denn die Acten über diese Fehde schon geschlossen? Hat nicht Herr B. dem Hrn. Dr. Bischoff in der Note zum 12ten §. über diese Angelegenheit den Fehdehandschuh hingeworfen, oder, wenn man will, ihn aufgehoben? Und ist nicht Hr. Bischoff ein Mann, der im Sinne des Hrn. B. vorbereitet die Universität bezogen, der die Heilkunde rationell-wissenschaftlich studirt, die Doctorwürde erlangt, sogar im Militair während des Krieges als erster Arzt gedient, Lehrer an einer Universität ist, der also doch wohl etwas davon wissen sollte? Und doch spricht Hr. B. über die- die Bischoffschen Aerzte, zu welchen allerdings Hr. Bischoff nothwendig mit gehören mufs, das Anathema aus. Wenn nun aber Hr. B. den Hrn. Bischoff nicht einmal zum Militairarzt gut thun will; wie wird es dann mit den angehenden Aerzten in seinem Plan stehen?

§. 12. Herr B. will uns vorspiegeln: dafs es an Aerzten, welche in dem militairärztlichen Dienste verbleiben wollten — und an solchen, und gewifs recht sehr tüchtigen, aus vielen guten Gründen nicht fehlen werde; und doch wollte Hr. B. nicht einmal, nachdem er für Rechnung des Staats seine Ausbildung erhalten, im militairärztlichen Dienste bleiben, sondern wollte ohne alle Gründe seine Entlassung erzwingen, die ihm jedoch verweigert werden mufste. Er wollte freiwillig auf das, nach seiner Meinung grofse Einkommen (§. 6.) Verzicht leisten; er, der §. 12. als unabänderliche Regel festgesetzt wissen will, dafs alle oberen Aerzte für die Regimenter, oder die Aerzte erster Klasse, streng nach dem Dienstalter entnommen werden sollen, Willkühr und persönliches Vorziehen gar nicht statt finden soll, verlangte dennoch, einem älteren Collegen vorgezogen zu werden, verlangte späterhin aus der Reihe zutreten, und sich eine Stelle und die Garnison zu wählen. Vor der Abfassung seiner Schrift hat er die darin ausgesprochenen Ideen wahrscheinlich nicht gehabt; und sie erst bei Abfassung derselben durch ernstes Nachdenken erhascht (s. Einleitung). Eine plötzliche Bekehrung, die bei weiterm ernsten Nachdenken wahrscheinlich einer andern Platz machen wird.

Noch müssen wir zu §. 12. die Bemerkung beifügen, dafs in Frankreich seit der Revolution, um den Bedarf an Feldärzten zu sichern, alle Medicin studirende Jünglinge von der Conscription beifreiet wurden, wenn sie die Ausübung des Gesundheitsdienstes in der Armee, statt der eigentlichen Militairpflichtigkeit übernahmen, und dafs diese Maafsregel noch durch ein Decret vom 20sten Juli 1810 als Gesetz in das *Bulletin des lois* einregistrirt worden. Die Folge davon war, dafs allerdings eine Menge von ärztlichen Beamten sich vorfand, worunter aber ein guter Theil, nach eigenem Geständnisse, nicht aus Neigung und Lust, sondern um auf einem schicklichen Wege der Conscription zu entgehen, das Studium der Medicin gewählt hatte, ja, dafs der bei weitem gröfste Theil, welcher unter dem Namen *Officiers de santé* bekannt geworden, gar nicht einmal die damaligen ärztlichen Lyceen besucht, sondern nur als Gehülfen praktisirender Aerzte und in den Civil-Hospitälern diejenigen nothdürftigen Kenntnisse und Handgriffe sich erworben hatten, welche fähig machten, die in dem Tit. III. des Gesetzes vom 10ten März 1803 vorgeschriebenen kleinen Prüfungen zu bestehen.

§. 13. Herr B. besorgt: die Erreichung des grofsen und herrlichen Zweckes etc. werde schwer scheinen; tröstet uns aber damit, dafs derselbe leicht werde erreicht werden, wenn die zu wünschende veredelnde Reform der Militair-Medicinal-Verfassung, wie er die Reduction der Armee-Aerzte bis auf die Hälfte der jetzigen Zahl und drunter (im 17ten §. will er gar 8 Bataillons von Einem oberen Arzte besorgen lassen; das wäre das Ganze bis auf $\frac{1}{4}$ reducirt) nennt, vor sich gehen sollte; er besorgt auch Einwurf, und er hat Recht. Sollte es wohl eine so ganz gleichgültige Sache seyn, der Armee die Hälfte oder drei Viertheile ihrer bisherigen Aerzte zu nehmen? und wäre dies gar eine Veredelung der Einrichtung? Aber Hr. B. setzt das hier vorläufig voraus, und will das im 16ten §. mit bestimmten Zahlen beweisen, was sich aber auch dort nicht erzwingen lassen will. Wir müssen unsere Erinnerungen dagegen bis dahin aufsparen.

Der gewählte Einwurf: dafs bei solcher Einrichtung bald ein fühlbarer Mangel an wahren Chirurgen eintreten würde, ist allerdings nichtig. Was hätte denn wohl die Bildung der Aerzte zu Chirurgen mit der Zahl der angestellten Armee-Aerzte zu thun? Ia man sollte sogar zu glauben sich berechtigt halten, dafs die gröfsere Praxis die Gelegenheit zur Einübung verdoppeln, und erfahrnere Chirurgen schaffen müfste, und da der zu besetzenden Stellen nur halb oder gar zum vierten Theil so viel sind, wird auch die Nachfrage in demselben Verhältnisse geringer. Wenn aber Herr B. meint: die Beförderung der jungen Aerzte, wie er sie angestellt haben will, zu den oberen ärztlichen Aemtern in der Armee, werde kräftig dazu beitragen, die jungen studirenden Männer dazu anzuspornen, eben so sehr in der Chirurgie, als in der Arzneikunst sich praktisch auszubilden, so mögte diese Vermuthung wohl nur auf Irrthum beruhen. Hatte dieser Sporn denn zeither und in den vielen Jahren statt, von welchen Herr B. meint, dafs sie die Medicin nach dem weitesten Begriffe des Worts studiren? Wie viele sind es denn, die alljährlich befördert werden können? Herr B. giebt uns im 5ten §. eine Anleitung, dies zu übersehen. Zwischen 4 bis 6 Jahren, also in 5 Jahren, nimmt er an, dafs 12 Pensionair-Chirurgen zu Regimentsärzten befördert werden, und da die oberen Aerzte des Friedrich Wilhelms-Instituts wechselsweise mit den Pensionair-Chirurgen in dem Verhältnifs wie 2 — 5 zur Beförderung gelangen, so würden in 5 Jahren ungefähr 18 Individuen befördert, welches jedes Jahr 3, und in fünf Jahren zwei Schaltbeförderungen geben würde. Wir wollen aber, um nicht in die Brüche zu gerathen, jährlich 4 Beförderungen zulassen. Bei der Verringerung der gegenwärtigen Zahl der Armee-Aerzte bis auf die Hälfte, würden jedoch nur höchstens 2 Beförderungen statt finden, und diese 2, sage Zwei Beförderungen schlägt Hr. B. so hoch an, daſs sie die der Heilwissenschaft beflissenen jungen Männer kräftig anreizen würden, eben so sehr in der Chirurgie als in der Medicin sich praktisch auszubilden? Zwei gegen Hundert; welches ungleiche Spiel! Davon wäre denn wohl nicht viel zu erwarten. Aber Hr. B. meint: alle diejenigen würden es müssen, die zu den höheren Chargen gelangen wollten. Die übrigen also nicht? Woher aber will denn Hr. B. seine Militairärzte nehmen, die nach der Note zum §. 12. durchaus, sowohl auf der untersten Stufe, als in der höhern und obersten Stellung Heilkünstler seyn sollen, welche so vielseitig als möglich gebildet, durchaus Medico-Chirurgen, Aerzte im weitesten Sinne des Worts seyn müssen? Oder hat er das hier nur so obenhin gesagt?! Die wenigsten Zwei oder gar nur Einer von Hundert würden alsdann die Uebung in der operativen Chirurgie hintansetzen dürfen. Welcher fruchtbare, kühne und verwegene Gedanke! Zu welchen giganten Hoffnungen berechtigt nicht diese

Versicherung! Am Ende läfst Hr. B. von seiner Forderung doch etwas nach: er erläfst das Können, fordert aber doch durchaus das Wissen von Leuten, welche frei und unabhängig studiren, die Gegenstände ihres Studiums wählen, und die das unbestreitbare Recht hatten, für ihr eigenes Geld sich zu ihrem frei gewählten dereinstigen Gewerbstande nach freier Wahl vorzubereiten, und dasjenige von ihrem Studium auszuschliefsen, was zu ihrem Zwekke nicht gehört. Oder will Hr. B. die Studirenden zwingen, ihr Geld für etwas zu verwenden, was ganz aufser ihrem Zwecke liegt, blofs deshalb, weil es Hrn. B. beliebt, sie zu zweijährigem militairärztlichem Dienste zu zwingen? Wo liegt zu so etwas die gesetzliche Verpflichtung? Oder, wird sich das Wissen hinterher finden?

§. 14. Dafs in der angedeuteten Anordnung nicht der Hebel zur Förderung der ärztlichen Wissenschaft und Kunst liegen könne, geht wohl aus Obigem klar hervor. Aber Herr B. sucht auch darin das schönste gemeinsame Bindemittel für das gesammte ärztliche Publicum (ein wenig zu umfassend, Augenärzte, Zahnärzte, Hühneraugen-Operateurs, concessionirte Curfrauen und Scharfrichter [schles. Medic. Ordn.], Apotheker, Hebammen, gehören auch dazu) in der Preufsischen Monarchie; was jene ärztliche Casten amalgamiren soll, welche sich

mehr

mehr feindlich als freundlich gegenüberstehen. Wie kommt Hr. B. zu dem Ausdruck „Caste"? wie kann er sich darin gefallen! Er meint ohne Zweifel die Aerzte des Civils, und die des Militairs. Wie läfst sich dabei das Merkmal einer Caste finden? Beide Theile stehen ja unter dem höheren Begriffe: Arzt, und die den niederen Begriff bezeichnenden Merkmale schliessen ja weder den einen noch den andern Theil von den gemeinsamen bürgerlichen Verhältnissen aus, oder erheben sie darüber, oder stellen diese beiden Theile einander feindlich gegenüber. Haben nicht beide Theile ganz eine und dieselbe Schule? wird bei ihrer Prüfung nicht ohne Rücksicht auf ihre demnächstige Bestimmung ganz dasselbe gefordert? Haben nicht beide Theile dieselben Pflichten, dieselben Rechte? Vereinigen sie sich nicht in literarische Gesellschaften etc.? Wie kann da von von feindlicher Gegenüberstellung die Rede seyn? Etwa, weil der Rock des einen von blauer, der des andern von schwarzer Farbe ist?

Noch will Herr B. durch Aufhebung der militairärztlichen Carriere, mithin des Friedrich Wilhelms-Instituts, alle Halbwisserei und jegliches Routinenwesen ausrotten. Wer kann das wohl begreifen? als wenn das Institut zur Erwerbung der Halbwisserei und des Routinenwesens Anleitung gäbe, was doch Hr. B. im 10ten §. nicht gesagt wissen will. Würden dann nicht jene 18, welchen das Institut Gelegenheit zur vollständigen Ausbildung giebt, jährlich weniger gebildet werden?

Endlich spricht er von Mahnungen, Wünschen und Anregungen, als Symptomen eines Câsten- oder Secten-Geistes. Aber, auf Insinuationen der Art sich einzulassen, darf füglich unterbleiben.

§. 15. Herr B. will nach Beendigung des Universitäts-Studiums die jungen ärztlichen Tironen (nach bestandener Staatsprüfung) zunächst in den Civilanstalten und Militairlazarethen angestellt wissen. Sollen sie hier für ihr Geld leben, oder soll sie der Staat besolden, da bekanntlich in Militairlazarethen keine solche Stellen gegründet sind, und auch in Civilanstalten, z. B. in der Charité, Manchen zu ihrer Subsistenz etwas verabreicht werden mufs? In diesem Falle ginge von jenen 100,000 Rthlrn., welche Hr. B. dem Staate, aber NB. in 5, sage Fünf Jahren, als erspart berechnen will, denn doch diese Kleinigkeit, aber auch auf 5 Jahre berechnet, ab.

Ob es rathsam sey, grofse Militairlazarethe anzulegen, und die kleineren eingehen zu lassen; ob der Zweck durch diese oder jene besser erreicht werden könne, und ob der Staat bei diesen oder jenen im Vortheil sey, kann hier nicht in Untersuchung kommen; aber die Erinnerung: dafs Unterricht und Einüben der jungen, von der Schule kommenden Aerzte auf Unkosten der kranken Soldaten nie der Hauptzweck seyn dürfe, sondern nur ein sehr untergeordneter Nebenzweck bleiben müsse, kann hier am rechten Orte stehen.

Nebenher fordert es Hr. B. und behauptet, daſs diese allgemeinen Militair-Lazarethe als vortreffliche praktische, oder klinische Lehranstalten für die angehenden Heilkünstler überhaupt, wie noch mehr für die bleibenden Militair-Aerzte dienen, und daſs sie als wahre klinische Institute benutzt werden könnten; allein diesen allgemeinen Militair-Krankenanstalten müſste auch eine ganz besondere Aufmerksamkeit gewidmet werden. Was heiſst das letztere ad vocem: Aufmerksamkeit? etwa eine besondere, zum Experimentiren geschickte und geeignete, also auch kostspielige Einrichtung? Und wer soll das Lehrfach übernehmen? da ein Lazareth als solches doch noch nicht als eine klinische, oder gar vortreffliche klinische Lehranstalt genannt werden kann; denn, wenn gleich ein Lazareth zu einer klinischen Lehranstalt benutzt werden kann, so giebt es doch auch klinische Lehranstalten ohne Lazareth, und so muſs wohl ein Lazareth und eine klinische Lehranstalt etwas ganz verschiedenes seyn. Und nun denke man sich eine klinische Lehranstalt von 600 Betten! Und wer soll denn nun, da sich einmal eine Lehranstalt nicht ohne Lehrer denken läſst, Lehrer seyn? Etwa die drei oberen Aerzte, welche die Kranken besorgen? Nun, wer 15 Stunden mit gewöhnlicher Besorgung der Kranken täglich beschäftiget wird, dem vergeht die Lust zum Lehren nebenher. Oder soll der klinische Unterricht bei voller Beschäftigung ausgesetzt, und bei gröſserer Muſse betrieben werden? Dann giebt es wieder nicht Gegenstände, an welchen etwas zu lernen ist: ein Fall, wo die Durchschnittsberechnung wieder nicht paſst. Es müſsten also noch, Berlin angenommen, 2 klinische Lehrer besoldet, und diese Besoldungs-Summe, so wie auch die erforderliche Einrichtung zum klinischen Unterricht, von den eingezogenen berüchtigten Medicingroschen auf Unkosten der Kranken erspart werden. Und so nach Verhältniſs für die ganze Monarchie, wenn nicht etwa der Begriff von Preuſsischer Monarchie und Berlin in Eins zusammenfallen soll. Welche Projecte!

Eine nicht zu übersehende Aeuſserung in diesem §., wenn gleich nur angedeutet, und in dem ganzen Libell nicht wieder zu finden, ist die: daſs die Lazarethe als vortreffliche praktische oder klinische Lehranstalten — noch mehr für die bleibenden Militairärzte dienen könnten. Zweifelsohne versteht Hr. B. unter diesen bleibenden Militairärzten jene, welche nach zweijährigem Frohndienste, und wenn sie nachträglich zum Doctor creirt worden, sich nun entschlossen haben, aufs Neue in die Armee zu treten, und auf Avancement zu dienen, die von nun an aber auch nach §. 12. in eine bestimmte höhere Klasse mit einem angemessenen, etwas höheren Gehalt (wahrscheinlich dem doppelten eines jetzigen Bataillonsarztes [also 40 Rthlr. monatlich]) gestellt werden sollen. Von dieser Klasse hat uns Hr. B. nirgends etwas gesagt, und wir hätten nicht gewufst, was er mit diesen Leutchen aufzustellen Willens sey, wenn uns, was leicht möglich gewesen wäre, die in Rede gestellte Aeusserung entgangen wäre. Er will also für sie, die nach Hrn. B's §. 8. erfundenem Maafsstabe, dessen man sich durchgehends und allein nur bedienen soll, um die Tüchtigkeit eines Individuums zu einem ärztlichen Amte (er meint ein oberes Amt) sich bedienen sollte, gemessen, die vollendete ärztliche Reife in wissenschaftlicher und praktischer Beziehung haben, für diese auf der zweiten Stufe des militairärztlichen Seyns stehenden Aerzte Doctores medicinae et chirurgiae, welchen die licentia practicandi ertheilt worden ist, für diese, deren Zahl ungemessen ist, worauf sich also im Voraus weder ein Besoldungs- noch Beschäftigungs-Etat anlegen läfst, für diese will er also noch die Einrichtung einer Schule, einer klinischen Lehranstalt, welche sie vielleicht viele Jahre, da ihre weitere Beförderung nicht abzusehen ist, besuchen sollen. Und das soll auf lange, gar nicht zu berechnende Zeit ihre ganze Arbeit seyn? Das wären ja privilegirte Faullenzer, die sich durch Müfsiggang auf ihre dereinstige Bestimmung, in welcher sie 15 Stunden täglich eigentlichen Krankendienst verrichten sollen, gar schlecht vorbereiten.

Nächstdem wollen diese Klasse von Aerzten doch auch besoldet seyn, wenn auch nur mit 40 Rthlrn. monatlich; und wo das Sümmchen hernehmen? — Doch nur entweder aus den Medicingroschen, oder den eingezogenen Gehalten der Regiments- und Bataillons-Chirurgen, oder aus dem Fonds der aufgehobenen Bildungsanstalten. Wir wollen es Herrn B. überlassen, aus welchen Ersparnissen er sie besolden will. Sollte er aber die eingezogenen Fonds der Bildungsanstalten dazu benutzen wollen, um diese Klasse von Militairärzten zu besolden, so möchte von jenen 100,000 baarer Ersparnifs, NB. in Fünf Jahren nichts als erspart übrig bleiben, weil diese Tironen denn doch NB. alle Tage, und jeden Tag wahrscheinlich dreimal, werden essen wollen.

Aber trifft denn nicht diese Klasse des Hrn. B. eigener, im §. 6. ausgesprochener Tadel des sogenannten Pensionair-Chirurgen-Instituts in noch höherem Grade?

Sie sollen, und wer weifs wie viele Jahre,

besoldet werden; sie sollen dafür nichts leisten; sie sollen blofs verpflichtet seyn, den klinischen Unterricht zu besuchen, der sie doch, besonders auf die Dauer, nur sehr wenig beschäftigen kann. Die übrige Zeit mögen sie auf das Einüben zum Müfsiggehen verwenden. Sic!

§. 16. Herr B. will in Zahlen beweisen, dafs, welches wohl zu merken ist, in Friedenszeiten, die Hälfte des jetzigen militairärztlichen Personals vollkommen hinreichend sey. Um dies zu können, verlegt er den Tummelplatz nach Berlin. Bekanntlich hat die Preufsische Monarchie nur Ein Berlin, und in diesem nur kann Hr. B. Spielraum mit seinen Ideen finden. Kein anderer Ort bietet ihm so die Gelegenheit dar. Wo wollte er wohl jene Krankenzahl von 600 und mehr noch wohl zusammenfinden, wo wohl seine 11 Regimentsärzte neben dem einen Bataillonsarzt, dem Gouvernements-Staabsarzt, den 2 Bataillonsärzten für die Landwehr, und dem Regimentsarzt bei dem Cadetten-Corps? Die Kranken des Cadetten-Corps will er also mit denen des übrigen Militairs vermengen; dazu würde doch Niemand rathen. Aber 11 Regimentsärzte giebt es auch nicht in Berlin; es sind deren wirklich nur 7; die übrigen, welche Hr. B. unter die Zahl der Regimentsärzte begreifen will, sind Bataillonsärzte. Nächstdem wählt Hr. B. die Zeit des Friedens. Als wenn für die ganze Armee der Monarchie vernünftig gesorgt wäre, wenn das Bedürfniſs der Garnison in Berlin nothdürftig, und weniger noch als nothdürftig, zufrieden gestellt ist?

Man muſs sich wundern, wie Jemand auf den Einfall gerathen und glauben kann, Einrichtungen für den Frieden und für die Berliner-Garnison seyen das Muster für eine Einrichtung überhaupt, sowohl für die ganze Armee und für den Kriegszustand. Für letztern ist der Soldat da, und so lange kein ewiger Friede verbürgt werden kann, müssen die Souveraine ihre Armeen schlagfertig halten. *In pace para bellum*; und dazu gehört nicht allein, die Mittel zur Vernichtung seines Gegners im Stande zu halten, sondern auch die Hülfsmittel zur Verhütung des eigenen Untergangs, unter welche die Armeeärzte von oben bis unten wohl nicht unschicklich gerechnet werden müssen. Ein in Friedenszeiten nach dem Maaſsstabe des Krankenbestandes der Armee und noch dazu für die Besatzung in Berlin berechnetes ärztliches Personale soll die Fürsorge für die Armee anf den Fall des Krieges begreifen! Welche Idee! Auch im tiefsten Frieden ist damit nicht auszureichen. Hr. B. meint noch überdies: ausser dem eigentlichen Krankendienste im Lazareth, gebe es für den Arzt einen andern Dienst nicht. Sollte Hr. B. denn nie darüber ungehalten gewesen seyn, daſs er die kranken Soldatenfrauen und Kinder als Arzt besuchen, und, wenn auch nur aus christlichem Mitleiden, für ihre Pflege sorgen mufs? Durfte er noch nie vacciniren? Nie bei einer Geburt als Hebarzt Hülfe leisten? Nie Kranke in den Quartieren besuchen? Nie kranke Officiere behandeln? wurde er nie bei plötzlich eintretender Lebensgefahr zu Hülfe gerufen, wo er sich stundenlang beschäftigen mufste: zu einem eingeklemmten Bruch unter andern? — So hätte Er das nicht erfahren; aber andere erfuhren es. Ausser den Krankenbesuchen im Lazareth, mögten sich doch auch manche andere Dinge auffinden lassen, denen sich der Militairarzt nicht entziehen kann, wenn gleich Hr. B. sie zum Dienst des Arztes nicht gezählt wissen will. Das Untersuchen der Diensttauglichkeit und der Invalidität, das Ausstellen der Atteste darüber; die Untersuchungen in polizeilich-gerichtlicher Hinsicht mit Ausfertigung der *Visa reperta* und anderer Gutachten, welche doch auch vorkommen; die Ausmittelung verstellter und verheimlichter Krankheiten; die Berichte schriftlich, oder mündlich, an die den Regimentern und Bataillons vorgesetzten Officiere, und wie auch die Arzneien beschaft werden mögen, entweder die Anschaffung uud Austheilung derselben, oder die Mitwirkung des Arztes bei dem Betriebe des Apothekengeschäfts, werden immer den Militairarzt beschäftigen. Wer aber Neigung hat, sich faule Tage zu machen, der wird alle jene Dinge vernachläſsigen, und sich damit rechtfertigen wollen: daſs diese Sachen nicht zum eigentlichen Krankendienste gehören, und daſs es für den Arzt keinen andern Dienst gebe, als den eigentlichen Krankendienst. Auch besorgt Hr. B., daſs mit dem sehr ängstlichen Verzögern des Entlassens der Genesenen die Krankenzahl bald höher anwachsen, und dadurch seyn Kalkul verrückt werden könne. Eine fade Aeuſserung. Ebenfalls besorgt er, daſs durch die Lokalität der Garnison hie und da auch eine Differenz veranlaſst werden könne; und da hat er recht, hin und wieder eine bedeutende; er darf ja nur an das Schützen-Bataillon denken, allenfalls auch an Märsche, an Garnisonwechsel, an die Kriegsübungen; und allerdings auch an Endemien und Epidemien. Und da letztere nur selten ausbrechen, meint Hr. B., so verdienen sie gar nicht in Betrachtung gezogen zu werden. Warum nicht? Wer soll dann diese besorgen, wenn die Aerzte anderweit hinreichend beschäftiget sind? Oder kommt es dann etwa nicht darauf an: was fällt, das fällt? Aber auch ohne Epidemien kann sich die Krankenzahl bedeutend über den von Hrn. B. angenommenen Numerus vergröſsern. Hr. B. versichert zwar, seine Angaben aus der Erfahrung abstrahirt zu haben, aber welchen Zeit- und Raum-Umfang begreift denn diese gerühmte Erfahrung? Die Zeit von höchstens 18 Monaten, und noch dazu in solcher Zeit, in welcher alle Aerzte auch im Civil nicht beschäftigt waren, weil die Menschen nicht krank werden wollten? und das Schützen-Bataillon? oder auch höchstens die Berliner Garnison? Wenn man doch Durchschnittsberechnungen anstellen will, so mufs man die Beobachtung eines längeren Zeitraums, und nicht ausgewählter Jahre, sondern einer Zeit, wo es Krankheiten giebt, und die aus der ganzen Monarchie zusammennehmen, dann giebt es sichere Resultate, die aber doch auch nicht helfen, weil hier eine Durchschnittsrechnung gar nicht anwendbar ist. Bei einigen Regimentern am Rhein ist jetzt schon der Fall, dafs 200 Augenkranke per Regiment vorkommen.

Hr. B. zweifelt daran, dafs die Differenz der Krankenzahl von seinem angenommenen Numerus hin und wieder sehr bedeutend seyn könne, weil davon noch nichts zur öffentlichen Kunde gekommen sey. Will er denn, dafs jeder Regimentsarzt im Geist des Zeitgeistes in die Posaune stofsen, und seine Heldenthaten, wenn auch erdichtete, und den Umfang seiner Geschäftigkeit prahlerisch verkündigen soll? Dazu haben diese Männer wohl keinen Beruf und vielleicht auch nicht Zeit; und vielleicht fehlt es ihnen gar am Tonsinn für diese Musikart.

Beim Zumessen der Zeit für die Krankenbesuche ist Hr. B. sehr karg: 20 Kranke in einer viertel Stunde: giebt ungefähr $\frac{3}{4}$ einer Minute für jeden. Das ist doch wirklich, beim Uebereilen fast, zu wenig. Ein andermal will er für diese 20 Mann eine Stunde brauchen (auch noch nicht reichlich zugemessen), macht für 200 Kranke 10 Stunden. Zum Abendbesuch wollen wir nur die Hälfte annehmen. Also 15 Stunden in einem Tage Kranke in einem Lazareth zu besuchen, das ist doch wohl von Einem Arzte zu viel verlangt. So geht es aber, wenn man sich der Zahlen bedienen will bei Dingen, welche sich in das Zahlenverhältnifs nicht einzwängen lassen, auch keine Durchschnittsberechnung gestatten; man geräth dabei zwischen die Hörner.

§. 17. Dem Hrn. B. ist das Gehalt für einen Arzt erster Klasse von 40 und 50 Rthlr., und für einen vom 2ten Range von 20 Rthlr. monatlich zu geringe. Das ist wahr, eben so wahr, dafs der Regimentsarzt darauf verwiesen ist, aus den Vortheilen beim Einkauf der Medicin, und aus der Vergütigung für das Dispensiren derselben das zu seiner Subsistenz fehlende zu ergänzen. Ganz wie es der Apotheker macht, dem man sehr bedeutende Procente zuzugestehen sich bewogen gefunden, oder genöthigt gesehen haben mufs. Was der Rang eines Kapitains mit der Besoldung des

Regimentsarztes zu thun habe, ist nicht wohl einzusehen. Eine verunglückte Parallele: der Regimentsarzt hat keine Hoffnung zur weitern vortheilhafteren Beförderung, welche doch jedem Kapitain in der Regel offen steht. Rangstellung, Ehrenbezeugungen und Auszeichnungen sind denn doch ganz andere Dinge, als Geldlohn; jedes von ihnen hat seinen eigenen, von dem der andern ganz verschiedenen Gesichtspunkt, beruht auf verschiedenen, dem andern fremden Principien, und fordert nach diesen verschiedene Maximen, die miteinander nichts gemein haben.

Hr. B. will nun allerdings das fixe Gehalt der Aerzte auf eine anständige Weise erhöhen (auf die Höhe läfst er sich nicht ein), und daran thut er ganz wohl. Und wie will er das anfangen? — Ein Arzt soll 6 bis 8 Bataillons besorgen; da werden die Gehalte von 2 bis 3 Redimentsärzten vakant; diese dem 4ten zugewendet, so bezöge er 80 bis 120 Rthlr. monatlich. Doch auch noch kein Manngeld! womit man Jemanden glücklich macht, welcher 15 Stunden im Tage mit eigentlichem Krankendienste beschäftigt wird, und stündlich in Bereitschaft seyn soll, mit der Armee zu Felde zu ziehen. Und, wenn diese Ersparnisse, wie es denn recht und billig ist, so verwendet werden sollen, so können die ärztlichen Tironen zweiter Klasse von dieser Ersparniss aus dem ganz einfachen Grunde nichts erhalten, weil kein Erspartes da ist.

Aber ist es denn wohl ein Vortheil für die Armee und den Soldaten, wenn man ihnen von 4 Aerzten 3 nimmt; und wird die Armee und der Soldat, oder irgend ein Mensch glauben, dafs diese Verringerung der Zahl der Armeeärzte (in Verbesserung der Qualität kann es nicht liegen, denn dazu sind die Balzischen Anschläge nicht reif,) eine zu wünschende veredelnde Reform der Militair-Medicinal-Verfassung sey (§. 13.), dafs sie (§. 6.) als Mittel zur Erreichung eines wichtigen Staatszwecks dem Character des Zeitgeistes mehr entspreche, dafs sie bei weitem gemeinnütziger, edler, billiger, der Gesammteinrichtung des Staats in militairischer Hinsicht mehr entsprechend sey, als die zeitherige Verfassung?

Hr. B. vertieft sich in diesem §. noch in Fragen, und beantwortet sich solche nach seiner Art selber, z. B. warum der Regiments-Arzt bei der Cavallerie bei weniger Beschäftigung (die er irrigerweise voraussetzt,) und bei gröfserer Ersparung an den Medicingroschen (die er ebenfalls irrigerweise voraussetzt,) doch einen höheren Gehalt empfängt? Ohne in die Details dieses Umstandes einzugehen, mag hier die neue Erfahrung stehen: In dem Befreiungs-Kriege 1813 und 14 hatte man bei dem Landwehr-Cavallerie-Regimente einen

Oberarzt mit 25 Rthlr. Gehalt und 2 Eskadron-Chirurgen angestellt, und glaubte den ärztlichen Dienst mit diesen Personen bestreiten zu können; aber man kam von dieser Meinung zurück, und 1815 befanden sich bei eben diesen Regimentern ein Regimentsarzt mit 50 Rthlr. Gehalt und bei jeder Eskadron ein Hülfschirurgus. Diese Rückkehr zu der alten Verfassung war von Nichtärzten beschlossen, und ihre Anregung, Hr. B. kann es glauben, nicht etwa von den Militairärzten selbst ausgegangen. Ferner fragt Hr. B. warum der Bataillonsarzt gar nur 20 Rthlr. bekommt? Ganz gewifs deshalb, weil sein Wissen, und die darauf gebaute Capacität beschränkter vermuthet werden mufs, indem er nicht die Carriere durchgemacht hat. Irrig ist die Behauptung, dafs wer die Capacität habe, die Kranken eines Bataillons zu besorgen, es auch bei den Kranken von dreien und mehreren Bataillons vermöge. Dem Bataillonsarzt steht der Regimentsarzt zur Seite, und dieser kann da hinzutreten, wo die Capacität des Bataillonsarztes nicht ausreicht.

Die Carriere ist allerdings, wenn blofs der Pensionair-Chirurgus während der Studienzeit gemeint ist, kein Dienst; aber verdienstlich ist es, wenn er seine Zeit so anwendet, und die Gelegenheit so benutzt, dafs die Armee dereinst die Früchte seines Fleifses geniefst. Der unterärztliche Dienst bei den beiden Königlichen Ersten Garde-Regimentern an sich, wird sich wohl nicht von dem bei andern Regimentern unterscheiden; aber bei der militairischen Genauigkeit und Pünktlichkeit, mit welcher der Dienst dort vorzugsweise überhaupt betrieben wird, wird auch wohl der ärztliche Dienst gehandhabt werden müssen, der folglich mühsamer und anstrengender ist; aber darauf ist bei Erhöhung des Gehaltes wohl nicht Rücksicht genommen; sondern vielmehr auf jene Bestimmungsgründe, welche Hrn. B. im 12ten §. bewogen haben, den 2 Jahre gedienten Arzt unterer Klasse, weun er nach dieser Zeit in der Armee dienen will, von nun an in eine bestimmte höhere Klasse zu stellen, mit einem angemessenen, etwas höheren Gehalt; nur hat hier der Unterschied statt, dafs zu der sogenannten Carriere die vorzüglichsten ausgewählt werden, da hingegen jene andern im §. 12. gemeinten das angeborne Recht zur Erhöhung des Standes und und Ranges, so wie des Gehaltes haben sollen; dafs diese also aus der untersten Stufe nicht ausgewählt, sondern jedem auf dieser Stufe schon die Ansprüche gegeben sind, welche, unbekümmert um die weitere Qualification zu einem Vorgesetzten, strenge nach dem Dienstalter befriediget werden sollen.

Die Stellung als Pensionair-Chirurgus ist nun wohl ein Vorschub; aber ein Vorschub,

wel-

welcher in der eigennützigen Absicht gegeben wird, um der Armee die Früchte davon zuzuwenden, ganz in der Absicht, wie Hr. B. im 19ten §. fähige junge Männer, wie es jetzt schon geschieht, und wozu auch die Pensionair-Chirurgen gehören, von der wohlthätigen und mildreichen Regierung unterstützen und nach Möglichkeit emporheben lassen will.

Der Vorschub, welchen ein Pensionair-Chirurgus erhält, ist wirklich sehr dankenswerth; aber bei 23 Rthlrn. monatlichem Einkommen zu studiren, und die dazu erforderlichen Hülfsmittel beschaffen zu müssen, ist eine schwer zu lösende Aufgabe, und also eine wahre Prüfungszeit, welcher noch aus andern Quellen Erleichterung wird zufliefsen müssen.

Auf den unteren Stufen, des eigenen Unterhalts wegen, zu dienen, sey doch bei den allermeisten der Fall. Er irrt; zu seiner Widerlegung mag er die Welt mit unbeschleiertem Auge beschauen, und er wird finden, dafs dies bei fähigen Menschen überhaupt am seltensten der Fall ist. Solcher indolenten Naturen kann es wirklich nur äufserst wenige geben. Wer, wenn er Fähigkeit hat, begnügt sich wohl mit dem Stehenbleiben auf der untersten Stufe des Erwerbs? Der Arzt, der jeden Fleck auf der bewohnten Erde zu seinem Tummelplatz machen kann, gewifs nicht; er wird von Nichts auf solchem gehalten, als von der Hoffnung auf den zukünftigen Besitz einer ergiebigen Stelle, die er vielleicht überschätzt hatte, wie es bei genährten Hoffnungen nicht selten sich ereignet.

§. 18. Auch die Unter-Chirurgen will Hr. B. der Zahl nach verringern; ob blofs im Frieden, oder auch im Kriege, darüber läfst er sich weiter nicht aus. Wir aber müssen den Fall des Krieges im Auge behalten, da wir nicht der Meinung seyn dürfen, dafs man bei ausbrechendem Kriege die Aerzte durchaus, wie die Trainsoldaten ausheben zu können hoffen darf, ihr Bedürfnifs dann für die Armee zu grofs ist, und die erforderliche Zahl im Civil weder gefunden noch entlehnt werden kann. Die Hälfte der bisherigen Zahl also, meint Hr. B., sey mehr als überflüssig genug. Darüber müfste man wohl den praktischen Militair zu Rathe ziehen. Hr. B. wird dann erfahren, dafs nichts weniger als das der Fall sey. Wie will er es auch im Frieden schon anfangen, einzeln stehende Escadrons und Compagnien, wie es denn doch der Fall ist, ärztlich zu besorgen? Und im Kriege, wo das Schicksal manchen Compagnie-Chirurgus durch Tod, durch Krankheit, oder Verwundung, durch Abordnung einzelner, zur Begleitung kranker und verwundeter Soldaten, oder zur vorläufigen Besorgung derselben, bis ein Lazareth heranrückt, von seinem fixirten Posten entfernt? Und welche Arbeit giebt es nicht für den Arzt, welcher unmittelbar bei den Truppen angestellt ist, im Kriege?

Aber Hr. B. will auch seine zwei Unterärzte bei jedem Bataillon natürlich blofs für den wirklich ärztlichen Dienst bestimmt wissen. Ob jetzt noch ein anderer als blofs ärztlicher Dienst von den Compagnie-Chirurgen gefordert wird, was er unter dem blofs ärztlichen Dienst versteht, und unter jenem, den er nicht dazu rechnet, darüber läfst uns Hr. B. im Dunkeln. Wenn es aber einen fremdartigen geben sollte, den Hr. B. von dem Unter-Chirurgus nicht geleistet wissen will, so mufs für diese Dienstleistung doch nothwendig ein anderes Personal angestellt und besoldet werden, und da Hr. B. seinem als Aerzte einer noch näher zu bestimmenden untern Klasse (nach §. 12.) ein anständiges Gehalt zuwenden will, wahrscheinlich 20 Rthlr. monatlich, welches nicht anders als recht und billig seyn möchte, so würde die Besoldung der Beiläufer einen neuen Fonds erfordern, und statt der gewähnten Ersparung hätten wir hier offenbar wieder einen Mehrbedarf. Also erspart würde nichts, sondern Mehrausgabe fände Statt; die zwei Unterärzte beim Bataillon würden nicht rationell systematisch im weitesten Sinne des Worts gebildete Aerzte seyn, wenn wir auch, wovon wir jedoch das Unstatthafte eben nachgewiesen haben, jenen Aerzten der untern Klasse, mit welchen Hr. B. die Armee beschenken will, das Prädikat beilegen, wenn wir auch den zweijährigen ärztlichen Zwangsdienst gegen unsere Ueberzeugung als ausführbar und möglich denken wollten; wenn wir auch, wovon wir oben die Unmöglichkeit ebenfalls nachgewiesen haben, zugeben wollten, daſs jährlich 100 eingeborne Aerzte die Universitäten verlassen, und sich durch die angeordneten Prüfungen als tüchtig legitimiren; so haben wir ebenfalls oben gesehen, daſs auf diesem Wege noch bei weitem nicht der vierte Theil des Bedürfnisses an Aerzten für die Armee beschafft werden kann, also auch nicht die Hälfte der jetzigen Zahl. Die unausbleibliche Folge davon müſste, ohne Widerrede, seyn, daſs auch dann, wenn alle vorgegebenen Constellationen, was denn doch gar nicht der Fall ist, wirklich Statt fänden, doch noch mehr als die Hälfte des bis auf die Hälfte verringerten Erfordernisses fehlen würde. Woher nun die andern nehmen? Herr B. will gar keine anderen gut thun, und dadurch, daſs er keine anderen gut thut, will er die göttliche Heilkunst von allen Schlacken reinigen, welche er denn doch noch glücklicherweise von ganz irdischen Menschen gehandhabt wissen will. Wenn nun also auf dem bezeichneten Wege die Zahl der erforderlichen Aerzte nicht beschafft werden kann, selbst von den als unvollkommen gebildet bezeichneten Niemand zu haben ist, so bleibt nur die Alternative: Entweder die Armee müfste sich mit dem vierten Theil ihrer bisherigen Aerzte begnügen, und dann würde für ein und das andere Bataillon auch nicht Einer abfallen; oder wollte der Staat nicht grausam seyn, sondern das Bedürfnifs nur einigermaafsen befriedigen, so würde doch in der That auch gar nichts Anderes übrig bleiben, als die Einrichtung eines und des andern Bildungs-Instituts, welche, da Hr. B. alle Halbwisserei und jegliches Routinenwesen verbannt wissen will, nicht von geringem Umfange seyn dürfte. Aber solche Specialschulen kosten viel Geld, und da Hr. B. jene 100,000 Rthlr., welche er in Fünf Jahren zu ersparen uns vorgespiegelt, schon zum Unterhalte jener bestimmten höheren Klasse mit einem angemessenen, etwas höheren Gehalt verwendet hat; so müfste statt der Ersparnifs auch zu dieser Leistung ein neuer Fonds ausgesetzt werden, welcher jährlich allenfalls 100,000 Rthlr. und etwas mehr betragen könnte. Und dieser Aufwand würde noch bei weitem nicht hinreichen, wenn man den Irrthum ausgleichen will, den Hr. B. dadurch begangen hat, dafs er die Lieferung der Universitäten jährlich zu 100 anschlägt, wovon gewifs nicht die Hälfte wahr ist, bei weitem noch weniger wahr ist, wenn jene ausgemerzt werden sollen, welche für den

Militairdienst nicht die geforderte Capacität haben.

§. 19. Es ist an mehr als einem Orte dieser Beleuchtung klar geworden, dafs, wenn bei Verminderung der Zahl der Armee-Aerzte ihr Gehalt bis auf die Höhe des Anständigen und Würdigen vergröfsert werden soll, von einer Ersparnifs für die Königlichen Kassen nicht die Rede seyn kann, vielmehr eine bedeutende Ueberschreitung des bisherigen Etats zu befürchten stehet. Oder man müfste denn mit den Worten nothwendig, anständig, der Würde des gebildeten ärztlichen Standes angemessen, spielen, und geradezu behaupten wollen: eine jede willkührlich festzusetzende, nach Gefallen beliebte Erhöhung des Gehalts bei anderweitig entzogenen Vortheilen, die Hr. B. denn doch nicht so ganz geringe anschlägt, sey anständig und der Würde angemessen.

Im vorigen §. ist übrigens nachgewiesen, dafs auf dem vorgezeichneten Wege die Königl. Armee mit der hinreichenden Anzahl (d. h. dafs sie alle auf der Universität vollständig gebildet sind; denn den durch die Carriere gehenden, oder auch den im Friedrich Wilhelms-Institut gebildeten, wird dies kein Sachkenner absprechen, wenn er es nicht etwa ohne Grund absichtlich will;) solcher auf Universitäten gebildeter Aerzte nun und in alle Ewigkeit nicht versehen werden kann. Und ebenfalls ist es früher nachgewiesen, dafs statt Ersparung vermehrte Ausgabe eintreten wird.

Nun setzt aber Hr. B. auch noch voraus, dafs der Zweck der Krankenpflege und Beförderung des Gesundheitswohls der Armee durch die Ausführung seiner Vorschläge besser und wohlfeiler, als bisher, erreicht werden mufs. Die Wohlfeilheit haben wir gesehen; von dem Bessern wissen wir noch nichts, das sollen wir erst erfahren, und da müfsten wir uns denn vorläufig auf Experimentiren einlassen, wozu kein vernünftiger Mensch rathen wird, um so weniger, wenn man sich an die Resultate der Beobachtung der Heilungsanstalten bei der Oesterreichischen und Preufsischen Armee, während des Baierschen Erbfolgekrieges, und an ähnliche Ereignisse erinnert. Auch aus den neuesten Kriegen kennt man skandaleuse Erscheinungen ebenfalls in Menge: die Frohweins und Consorten waren so gar selten nicht.

Weiterhin rechnet Hr. B. auf das Emporhelfen wirklich fähiger junger Männer, und wirklich fähiger aber dürftiger Jünglinge zum allgemeinen Besten durch die hohe Wohlthäterin, die wohlthätige und mildereiche Regierung. Nun ja, was die Rechte giebt, braucht ja eben nicht die Linke zu wissen. Das reime doch ein vernünftiger Mensch zusammen!

Aber endlich will Hr. B. die scheinbar erhöhete Mehrausgabe (warum scheinbar? Sie ist es wirklich, oder sie ist es nicht) für die Gehaltserhöhung der Aerzte durch die grofsen Ersparnisse hinreichend decken, welche durch die Einstellung der bisherigen Zahlung der Medicingelder unausbleiblich gemacht werden wird, worauf er denn übrigens auch noch andere Ausgaben anweiset. Was für eine Bewandnifs es aber mit dieser Ersparnifs habe, wird sich weiter unten ergeben, wo diese Sache vorzugsweise verhandelt wird. Uebrigens wurde uns schon die Hoffnung gemacht (weiter oben §. 17) dafs die Erhöhung des fixen Gehalts auf eine würdige Weise durch die Verminderung der Personenzahl sehr gut möglich werde, ohne dafs es nöthig sey, dies auf Kosten der kranken Soldaten, nehmlich durch die möglichste Ersparnifs an den Medicingeldern zu bewirken. Den in der Note zu diesem §. angedeuteten Vorwurf der Undankbarkeit und der Versündigung, weil er für den Untergang der eigenen Mutter gestimmt, hat Hr. B. nicht zu besorgen. Hr. B. ist kein Kukuk, und die Mutter, welche ihn genährt, gepflegt, und zum Manne gemacht hat, ist keine Grasemücke, und eben so ist der beabsichtigte Untergang noch kein wirklicher Untergang. Der, wenn auch etwa treu- und gutgesinnte Diener des Staats kann ja irren, er kann irren aus Schwachheit, aus Unkunde, aus Irrwahn, und wer weifs aus welchen Ursachen noch mehr. Wer wird ihn denn aber auch gleich des schwärzesten Undanks zeihen. Er der treue und gutgesinnte fehlte ja nicht aus Vorsatz, bösem Willen, Selbstsucht, Hass, Rache, überhaupt nicht im Affect, sondern wohl überlegt und überdacht, mit kaltem Blut. Und, wir fehlen ja alle mannigfaltiglich. Welcher Triumph für die Mutter, ihren Sohn bis auf jene hohe Stufe der Vollkommenheit gefördert zu haben, auf welcher er die Nothwendigkeit des Untergangs der Mutter aller Welt klar vor Augen zu legen im Stande ist, und Charakterstärke genug hat, zum allgemeinen Besten die Hand an sie zu legen. Welch ein grofser Sohn!

Leichter sind die Mittel allerdings, welche Hr. B. für die Zwecke aufstellt: er überläfst das Ganze dem Zufall, und gründet darauf Projecte, aber leere Projecte; was ist wohl leichter als das? Aber auch auf eine wohlfeilere und edlere Weise sollen diese Projecte den Zweck erreichen; das können wir ihm auf sein Wort denn nun nicht glauben; vielmehr berechtigen uns die aufgestellten Resultate des reifen Nachdenkens zu den gegründetesten Zweifeln, und zu dem unerschütterlichen Glauben, dafs König, Vaterland, und Menschheit, — auch unsere höchsten Rücksichten und Interressen, — durch die beabsichtigte, durch die als veredelnd gewähnte Reform der Militair - Medicinal - Verfassung nicht allein nicht gewinnen, sondern vielmehr bedeutend verlieren werden; zu dem Glauben, dafs durch die angedeutete Anordnung und Einrichtung im Staate dem ganzen heilwissenschaftlichen Studium, und praktischen Leben und Wirken ein höherer Schwung nicht würde gegeben werden, und dafs sie eben so wenig ein mächtiger Hebel zur Förderung und Vervollkommnung unsrer Wissenschaft und Kunst seyn würden. Aber wir hoffen, mit Zuversicht auf die Versicherungen des Hrn. B. von der Reinheit seines Ichs, dafs er unsere Einwendungen, Erinnerungen und Widersprüche nicht für etwanige, seinen und unsern höchsten Rücksichten und Interessen muthwillig widersprechende, eigene und fremde Nebeninteressen halten wird. Ein treuer und gutgesinnter Staatsdiener zu bleiben, wird man immerhin wagen dürfen, wenn gleich man dem Glauben und der Meinung eines andern Staatsdieners, welcher sich als treu und gutgesinnt ankündigt, offenherzig und mit Gründen widerspricht, welche das sachkundige Publikum nicht verwerfen kann, und die dem Unkundigen einleuchtend, dessen vorgefafste Meinung berichtigen, zu welcher er durch aufgeregtes Gefühl gemüthlich, recht echt ästhetisch verleitet worden war.

§. 20. Wenn Hr B. seinen Ideen nicht zutraut, dafs sie als unfehlbar allgemein werden erkannt werden, so beruht diese Besorgnifs wohl weniger auf rationell wissenschaftlicher Ueberzeugung, als auf empirischer und auf Gefühl, und wir haben es uns nicht versagen können, unsere Meinung darüber auszusprechen, jedoch wie wir glauben, auf eine anständige, der Wichtigkeit und Würde der Sache angemessene Weise. Der eine Einwurf, welchen Hr. B. von allen auswählt, und von welchem er wähnt, dafs er seinen Vorschlägen gemacht werden wird, ist doch wirklich nichts sagend, und man mufs sich wundern, wie ihm einfallen konnte: ein solcher Einwurf werde ihm gemacht werden. Hr. B. ist freilich (§. 6.) dem Dienen von unten auf nicht hold, und eben so wenig will er etwas von der, wie er meint, mystischen Gelehrsamkeit, der Dienstkenntnifs wissen; doch will er es hier nachgeben, und wirklich ist mit den Vorschlägen des Hrn. B. ein Dienen von unten auf und ein Lernen des Dienstes nothwendig verbunden, um so mehr, da er die Beförderungen strenge nach der Anciennität nur gestatten will. Also woher die Besorgnifs? Wenn Hr. B. aber im Ernst der Mei. nung und des Glaubens wäre: der wissenschaftlich gebildete Mann setze immer eine Ehre darinn, seine Pflichten gründlich kennen zu lernen, und auf die reellste Weise dieselben zu erfüllen, so müssen wir ihm, aber blos seinetwegen (Niemand anders glaubt so etwas, und wenn es Hr. B. beschwören und beeidigen wollte,) geradezu widersprechen, und ihn zu seiner Belehrung auf die Geschichte verweisen, oder, wenn er dieser nicht trauen sollte, auf die Akten der Criminal-Gerichtshöfe, wo er Verbrechern und Sündern aus Vorsatz und Leichtsinn begegnen wird, welche zu den gelehrtesten und gebildetesten Ständen gezählt werden müssen, selbst Moralisten nicht ausgenommen.

Der zweite Einwurf, den Hr. B. befürchtet: dafs bei dem Ausbruche eines Krieges dann nothwendig ein Mangel an Aerzten entstehen werde — ist von ernsterer Natur; er ist nicht scheinbar möglich, sondern er mufs nothwendig entstehen, und gerade in dem Kriege von 1813—15 hat er sich ohne Hehl offenbart. Hier hätte Hr. B. sich grofs und wahrhaft zeigen können, wenn es ihm gefallen hätte, in Zahlen nachzuweisen, dafs wirklich der so sehr gefühlte Mangel nicht Statt gefunden, sondern nur in der Einbildung gelegen hätte. Aber wir erfahren von Hrn. B. auch weiter nicht ein Wort darüber, sondern er behauptet ohne allen historischen Beweis, dafs es auch für einen anderweiten Felddienst Aerzte vollauf geben werde, und die Argumente, welche die Nichtigkeit seiner Versicherung nachweisen können, erklärt er im Voraus für sehr nichtige Gründe.

Aber wie in aller Welt kommt Hr. B. zu der Ueberzeugung, dafs es im jüngsten Kriege Aerzte vollauf gegeben hätte; einen so offenbaren Irrthum auszusprechen, worüber ihn jedes Mitglied der Armee hätte belehren können? Wo wären denn die Aerzte vollauf gewesen? Etwa bei den Truppen selbst? oder bei den Lazarethen? Hier und dort war bis zum letzten Augenblick gar sehr fühlbarer und recht grofser Mangel, wie Jedem bekannt ist, der während des Krieges nicht etwa geschlafen, und im Traum den ärztlichen Himmel offen gesehen hat. Schon vor dem Waffenstillstande fehlte es bei den Regimentern etc. an den etatsmäfsigen Aerzten, und bei den Feldlazarethen noch mehr; während des Waffenstillstandes konnte man sich in Schlesien bei den dortigen Lazarethen von der Noth überzeugen, welche durch den Mangel an Aerzten herbeigeführt war, obgleich schon viele Aerzte aus dem Civil hinzugetreten waren, alle sich darbietende Unterstützung, wenn auch noch so unvollkommen, benutzt wurde, und eine grofse Zahl von Kranken und Verwundeten nicht bis nach Schlesien hatten geschafft werden können, sondern in den vom Feinde nun besetzten Gegenden liegen geblieben war. Wie würde es aber wohl gar um die armen Blessirten und Kranken gestanden haben, wenn das Ziel des Krieges seine Richtung nach Polen genommen hätte? In den Marken, namentlich in Berlin, war die Unterstützung von den Aerzten des Civils gröſser; aber war demungeachtet nicht Mangel an Aerzten und ärztlichen Gehülfen? Sind die darüber geführten Klagen schon vergessen? War es nicht dieser schon so früh bemerkte Mangel, der den Chef des damaligen allgemeinen Kriegs-Departements veranlaſste, in öffentlichen Blättern alle Aerzte und Chirurgen, welche ihre Verpflichtung dem Gesetze gemäſs in die fechtenden Reihen rief, von dieser Verpflichtung zu entbinden, diesen die Weisung zu geben, sich als Armee-Aerzte anstellen zu lassen, und dieser Weisung die Versicherung hinzuzufügen, daſs die Dienste, welche sie dem Könige und Vaterlande in diesem Berufe leisten würden, eben so angesehen werden sollten, als die, welche mit den Waffen in der Hand geleistet würden? War es nicht dieser schon so früh bemerkte Mangel, welcher die commandirenden Generale vermochte, bei ihren Corps den Befehl zu erlassen: daſs alle Aerzte, Chirurgen, und selbst Apotheker, aus den fechtenden Reihen treten, und sich dem militairärztlichen Dienste widmen sollten? Und waren diese Verfügungen hinreichend, um dem schon frühen Mangel abzuhelfen? War es nicht schon im Waffenstillstande, als Männer von Profession auftraten, und junge Leute mit einiger Vorbildung einluden, sich bei ihnen einzufinden, um in dem Nothdürftigsten der Heilkunst in einer nur kurzen Zeitfrist unterwiesen zu werden, zum Behuf ihrer demnächstigen Anstellung als ärztliche Gehülfen in den Lazarethen? Und wurde durch alle solche Maafsregeln dem schreienden Bedürfnifs auch nur einigermaafsen abgeholfen? Und wie stand es nun gar bei der Wiedereröffnung des Krieges nach aufgehobenem Waffenstillstande? Gab es da Aerzte vollauf? Stand nicht manches Landwehr-Bataillon dem Feinde gegenüber, mufste sich mit diesem schlagen, ohne auch nur Einen Arzt, weder Regiments-, Bataillons-Arzt, noch Hülfs-Chirurgen zu haben, — auch nicht Einen. — Und das nennt Hr. B. vollauf? Und wie stand es denn um die Lazarethe? Ueberall Mangel an Aerzten. Die Blessirten und Kranken mufsten häufig der Discretion der Localbehörden überlassen werden, und wie es da nicht selten herging, darüber schreit noch heute mancher wackere Vaterlandsvertheidiger Ach und Weh! und so mancher hat darüber die Augen geschlossen, der noch heute unter seinen dankbaren Vaterlandsgenossen, unter seiner nun trost- und hülflosen Familie wallen könnte, wenn nicht der Mangel an Aerzten überhaupt, Mangel an routinirten Heilkünstlern, Mangel an dienstkundigen Militairärzten seinen Untergang befördert hätten. Wie schnell breitete sich nicht die Armee nach ihren ersten Anstrengungen mit glücklichem Erfolge über eine grofse Fläche aus, von der Katzbach, der Spree und der obern Elbe bis zum Rhein, und auf dieser so ausgedehnten Fläche wurden alle sich darbietende Hülfsmittel mit Rücksicht auf die möglichen Localleistungen benutzt, und doch war überall Mangel an ärztlicher Hülfe. Und wie war die Hülfe, welche auf diese Weise überall geleistet wurde, hin und wieder beschaffen? Das Herz blutete dem patriotischen Beobachter, und nur einem gefühllosen Heuchler kann die zu jener Zeit geleistete Hülfe hinreichend und gedeihlich dünken. An manchem Orte konnte nur noch durch das Hinzutreten eines routinirten Compagnie-Chirurgus dem stattfinden Heilunwesen einigermaafsen gesteuert werden. Und solchen Vandalismus, den die Noth erzeugte, will uns Hr. B. als das Muster einer unverbesserlichen Militair-Medicinal-Verfassung, der dem Charakter des Zeitgeistes entsprechen soll, nicht allein aufstellen, sondern auch aufdringen? Und dies soll rechtsinnige und aufrichtige Angabe der einzelnen wahren Verhältnisse und gegebenen Vortheile seyn, deren Verabsäumung bitteres Gefühl der Schuld und den Bannfluch — wohlverdiente Schmach — zur unausbleiblichen Folge haben?! Die peinliche Lage hinsichtlich des Mangels an Aerzten liefse sich noch weiter ausführen, wenn man sie nach dem Uebergange der Armee über

Rhein, im feindlichen Lande schildern wollte; aber Obiges wird hinreichen, jeden Unbefangenen, wenn auch nicht Hrn. B. und etwa einen seiner verstockten Glaubensgenossen, von dem Gegentheil der vorgespiegelten Vollkommenheit des aufgestellten Musters zu überzeugen.

Jene Lobeserhebungen, mit welchen er alle die Männer überschüttet, welche aus dem bürgerlichen Verhältnisse als Aerzte in den Felddienst übergegangen sind, wollen wir nicht weiter berücksichtigen, die wirklich verdienstvollen, und deren gab es manche, bedürfen solches Rühmens und so eitler Lobeserhebungen nicht, und sie so gut, wie wir, werden überzeugt seyn, daſs ihre Zahl nur klein war. Wenn aber Hr. B. glaubt, daſs ehrenvolle Auszeichnungen und Belohnungen immer der sicherste Beweis für die Würdigkeit sind, so könnte er wohl irren. Mancher Compagnie - Chirurgus, welcher nicht zu den rationell-wissenschaftlich gebildeten gezählt werden kann, erhielt ehrenvolle Auszeichnung, ja diese sogar aus unpartei ischem Decret einer ganzen Compagnie, oder eines ganzen Bataillons. Und möchte man nicht *(vox populi vox Dei)* sagen: ein solcher Compagnie-Chirurgus müsse nach Hrn. B. der erste aus den Militairärzten erster Klasse seyn; und doch ist der Irrthum einer solchen Folgerung ganz offenbar, und so etwas nennt Herr B. den sichersten Beweis für seine Meinung.

Die gebietende Nothwendigkeit in einem Kriege, „desgleichen die Geschichte noch nicht aufzuweisen hatte“, in welchem so mancher auf einen Standpunkt gestellt werden mufste, wohin er nicht gehörte, will Hr. B. zur Regel machen, und uns, ähnlich dem Fatalismus, überreden: es sey am besten, dafs man alles dem Schicksale überlasse, und lieber gar nicht diesem durch Vorbereitung auf kommende Ereignisse vorgreife.

Dafs Hr. B. mit seinen Einwürfen im Voraus zurückgeblieben, können wir nicht loben; der Verlegenheit um Raum hätte durch einen Bogen Papier leicht abgeholfen werden können, und der Zweck hätte es wohl gestattet, die muthmafslichen Einwürfe in petto auch offen zu beleuchten.

§. 21. Herr B. hat uns bisher die Aussicht gegeben, dafs durch seine reiflich überdachte Reform, dem militairärztlichen Personal grofses, unschätzbares Glück und Vortheil, dem kranken und verwundeten Soldaten die beste Krankenpflege, und den Königl. Kassen eine bedeutende baare Ersparnifs zu Theil werden soll; und nun will er mit der Ausführung doch nur allmälig beginnen; warum das? *bis dat, qui cito dat.* Wie kann er sich vor der anfänglichen Verwirrung fürchten! Wird nicht jeder gern die so augenscheinlichen Vorzüge der neuen Einrichtung auf den ersten Blick erkennen, und mit Sehnsucht sie zu erhaschen bemüht seyn? Also warum eine so tief eingreifende Wohlthat länger zurückhalten? In zwei Jahren ist ja die ganze Armee mit lauter ächt wissenschaftlich gebildeten Aerzten vollauf versehen, und die Sache im Gange; und so könnte ja die alte Carrieren-Einrichtung der neuen Carrieren-Einrichtung in möglichster Geschwindigkeit Platz machen; wir hätten dann das Vergnügen und die Freude, die Früchte des beseligenden Projects in ihrer höchsten Reife recht bald zu genieſsen, so wie

§. 22. der Staat die baare Ersparniſs von 100,000 Rthlrn. in fünf Jahren und von fünf zu fünf Jahren.

Bis hieher der erste Abschnitt der Schrift, dem wir eine billige, aber auch, nach unserm Bedünken, gerechte Beurtheilung nicht haben vorenthalten wollen; und so wenden wir uns zum zweiten Abschnitt, dem Produkte der „Erfahrung und Ueberzeugung“, dessen Gegenständen „Wahrheit und Gewiſsheit und verstandesgemäſse Schluſsfolge zum Grunde liegt“; zu

II. der Zahlung der Arzneigelder an die Regiments- und Bataillons-Aerzte, und von Seiten dieser der Lieferung der Arzneien und gröſstentheils der Heilmittel überhaupt an die kranken Soldaten.

§. 23. Ein Herzenserguſs des Herrn B. Wozu diese breite Tirade, aus welcher doch nichts weniger und nichts mehr hervorgeht, als: daſs nach Hrn. B's. Meinung der Regiments- und Bataillons-Arzt, so lange die Medicingelderzahlung an sie statt haben wird, immer im Verdacht der Beeinträchtigung des Kranken durch vorenthaltene Arznei in quali et quanto bleiben wird; ja, es werde Niemand wagen zu beeiden: es sey von jeher Niemand, auch nicht Einer, in der militairärztlichen Caste gewesen, den man einer Versündigung in dieser Beziehung zeihen konnte. Im 20sten §. giebt uns Hr. B. die Versicherung: daſs der wissenschaftlich gebildete Mann immer eine Ehre darin setzt, seine Pflichten gründlich kennen zu lernen, und auf die reellste Weise zu erfüllen. Und nun bemüht er sich, zu deduciren: daſs der Regiments- und Bataillons-Arzt, die er doch hoffentlich zu wissenschaftlich gebildeten Männern zählen wird, von niedriger Leidenschaft, Geiz, der Begierde nach Golde, der Hinneigung ihres Sinnes zu unrechtmäſsigem Gewinn, von sträflichem Eigennutz sich werden leiten lassen, ihre Pflicht zu verletzen, und den Kranken zu beeinträchtigen. Kaum ist es möglich, bei Durchlesung der schaudervollen Zeilen dieses Paragraphs, welche die dem Feldarzte gezahlten Medicingelder in der Handlungsweise desselben beim Publikum hervorbringen sollen, sich des Gedankens zu erwehren: Hr. etc. B. selbst müsse ein böses Gewissen haben. Wie könnte er sonst beim Eintritte in das Krankenzimmer mit solcher Aengstlichkeit an der Stirn des Kranken jenes Berechnungsmonopol wähnen?

§. 25. enthält nichts, als ein Miserere mei, und nach allen diesen Captationibus benevolentiae macht §. 26. den Uebergang zur Sache selbst.

§. 27. Das Königl. Garde-Schützen-Bataillon also und die Erfahrung des Hrn. B. werden in Hinsicht der Krankenzahl und in Betreff des wahren Bedarfs an Heilmitteln bei einer Berechnung durch die ganze Armee, (wahrscheinlich auch für alle Zeiten) zur Norm dienen. Allerdings wichtige Gewährleistungen für eine so leicht zu übersehende Sache. Hr. B. ist ja schon seit dem 11ten April 1818 vorstehender Arzt des Garde-Schützen-Bataillons; seine Erfahrung umfaſst also bis zur Einreichung seiner Schrift im Manuscript an den Kriegs-Minister einen Zeitraum von 18 Monaten im ruhigen Frieden; sie schlieſst ein Jahr ein, in welchem Menschen und Vieh und Gewächse im höchsten Wohlseyn waren, sie übersieht den Gesundheitszustand einer Truppenabtheilung, deren Mitglieder fast zur Hälfte aus Freiwilligen besteht, welche grofsentheils im älterlichen Hause bei dessen Pflege leben, welche im Fall des Erkrankens von den Aerzten der Aeltern behandelt, und aus einer der Stadtapotheken für Rechnung ihrer Aeltern mit Arznei versorgt werden. Nun aber spricht auch Hr. B. von dem Krankenbestande der Jahre 1816 und 1817, einer Zeit, in welcher er noch gar nicht beim Garde-Schützen-Bataillon angestellt war; worüber aber seine vorgefundenen Nachrichten leicht irrig seyn mögen. Aber wir müssen uns mit Hrn. B. über alle diese Kleinigkeiten hinwegsetzen, und wollen uns von ihm leiten lassen. Er berechnet von 11,644 nach den Tagen der Krankheiten zusammengezählten Kranken, welche im Zeitraum eines Jahres im Lazareth gewesen sind, im Durchschnitt für jeden Tag 32 Mann (die höchste wirkliche Zahl an einem Tage, und die geringste, hätte er uns wohl auch mittheilen können.) Mehrere immer vorhandene aber minder wichtige Revier-Kranke rechnet er nicht mit; sie wollen aber doch auch besorgt seyn, und kosten Zeit. Für diese kranke Mannschaft will Hr. B. im Laufe des Jahrs verbraucht haben an Arznei und andern Heilmitteln für 199 Rthlr. 17 Gr., der runden Summe halber wollen wir uns die Erlaubnifs nehmen, 7 Gr. mehr, also gerade 200 Rthlr., in Rechnung zu setzen. Diese 200 Rthlr. auf 11,644 Kranke, jedem Einen Tag gerechnet, vertheilt, trifft auf den einzelnen Kranken an jedem Tage noch nicht volle Fünf Pfennige. Das ist doch wirklich viel zu wohlfeil; Hr. B. wird doch nicht alle Kranke ohne Unterschied mit Glaubersalz, oder unreinem gereinigtem Salpeter, oder die wichtigen etwa mit magnetisirtem Wasser behandelt haben? Wir müssen gestehen, dafs wir uns hier aus der Dunkelheit nicht herauszufinden vermögen. 5 Pf. für jeden Kranken täglich im Durchschnitt, das will uns doch keinesweges einleuchten. Und es müssen weniger noch als 5 Pf. seyn, wenn, was zu vermuthen steht, jene mehrere, immer vorhandene, aber minder wichtige Revier-Kranke, ferner die kranken Frauen und Kinder, und selbst die dem Hrn. B. zugetheilten Kranken von auswärtigen Truppentheilen, auch das Ihrige aus diesem Arzneisatz erhalten haben. Das mag ein Anderer begreifen. Jedoch es sey. Bei der Einnahme von 770 Rthlr. 14 Gr. an Medicingeldern während eines Jahres, sagt uns Hr. B. nichts von der wirklichen Stärke des Bataillons in dieser Zeit. Im Jahr 1816 und im 16ten §. giebt er sie zu 402 Mann an; diese würden in einem Jahre 402 Thaler Medicingeld eingebracht haben; und bei 402 Rthlr. Einnahme, 200 Rthlr. Ausgabe, wäre der Gewinn etwa das Doppelte, etwa 100 pr. C.; ein Gewinn, der dem Apotheker in der Regel zugestanden wird. Aber abgesehen davon; woher nimmt Hr. B. 770 Rthlr. 14 Gr.? Wahrscheinlich ist es, daſs das Bataillon zu dieser Zeit durch 300, oder noch mehr freiwillig eingetretene junge Leute angewachsen ist; aber von diesen, wenn sie erkranken, kostet Hrn. B. selten Einer Medicin, weil gewiſs die allermeisten für Rechnung ihrer Angehörigen von Civilärzten behandelt werden. Eine so vortheilhafte Begebenheit für den Regimentsarzt findet sich aber auſser dem Garde-Schüzzen-Bataillon in der ganzen Armee nicht wieder, und folglich kann der auf diese Art ausgemittelte Bedarf an Heilmitteln, noch dazu in einem dem Gesundheitszustande so günstigen Jahre, bei einer Berechnung durch die ganze Armee, unter allen Umständen und für alle Zeiten, unmöglich zum Grunde gelegt werden, wenn wir es auch Hrn. B. auf sein Wort glauben möchten, daſs er im Jahre 1818, dem ersten und einzigen seiner gerühmten Erfahrung, nicht mehr als 200 Rthlr. für 32 tägliche Kranke verwendet habe. Aber 5 Pfennige an jedem Tage für jeden Kranken im Durchschnitt, damit soll man nicht groſse Dinge machen. Keine Krankenanstalt, und wenn sie auch noch so haushälterisch eingerichtet ist, möchte sich so etwas rühmen können. Die Charité in Berlin, die Besorgung der kranken Armen in ihren Wohnungen, möchten bedeutend mehr kosten, obgleich die letzteren auf eine Pharmacopoea pauperum angewiesen sind, welche der Surrogate mehrere enthält, deren sich die Regimentsärzte nicht füglich bedienen können.

Eine andere Erfahrung, welche verbürgt werden kann, und welche mehr als irgend eine den Vorwurf der Parteilichkeit abzulehnen im Stande ist, verdient nicht allein hier einen Platz, sondern auch Beachtung. In der Oesterreichischen Armee hat man wohl mit grofser Umsicht die Wege des Ersparens aufgesucht, sie auch möglichst verfolgt und erprobt. Die Arznei für die Kranken des Militairs wird geradezu von der Regierung durch eigene Apotheken und Medicamenten-Versorgungsanstalten hergegeben, und alles ist einer genauen Aufsicht und Controlle unterworfen. Die Oesterreichische Militair-Parmacopoe ist mit aller Rücksicht auf vernünftige Ersparung entworfen, und den Vorwurf von Luxus kann man ihr nicht machen. Die Taxe der Arzneien ist nach dem Einkauf im Ganzen und möglichst aus der ersten Hand, mit Hinzurechnung der Regiekosten angefertiget. Die Oesterreichischen Militairärzte waren grofsentheils in den Militairhospitälern erzogen, und nicht zur luxuriösen Anwendung von überflüssigen Arzneien gewöhnt; und doch hatte man sich genöthigt gesehen, eine Verordnung zu erlassen, nach welcher jeder obere Militairarzt angewiesen worden war, sich mit seinen Verordnungen so einzurichten, dafs für jeden Kranken an jedem Tage nicht mehr als für 4 Kreuzer Arznei verbraucht werde, widrigenfalls er den Mehrverbrauch, als nothwendig gewesen, rechtfertigen müsse. Diese Verordnung herrschte zu einer Zeit, als in den Oesterreichischen Hospitälern die Recepte und Curarten eben nicht zu den kostbaren gerechnet wurden: zu einer Zeit, als Adam Schmidt in einer Flugschrift die übliche unwirksame Heilart und die Nichtanwendung kräftiger, aber kostspieligerer Heilmittel in den Oesterreichischen Militairhospitälern öffentlich rügte, und eine kräftigere Heilart empfahl. Es war dies noch im Jahr 1796, als man in den Militairhospitälern von Annahme Brownscher Lehrsätze noch weit entfernt war; es war auch zu jener Zeit, wo nicht etwa der gefallene Werth des Papiergeldes, oder eine nachtheilige Handelssperre den Preis der Arzneien erhöhet hatte, denn das Papiergeld hatte seinen vollen Werth, und Niemandem fiel es ein, Gold- oder Silbergeld dem Papiergelde vorzuziehen, und von Cours oder Agio des einen oder des andern war nicht die Rede. Eben so waren die gewöhnlichen Handelswege über Triest und nach allen Seiten offen. Und doch hatte man herausgefunden, dafs 4 Kreuzer (eine Kleinigkeit, etwa $\frac{1}{2}$ Pfennig mehr als einen Gr. Preufsisch) für Mann und Tag zum Bedürfnifs an Arznei im Durchschnitt nothwendig erforderlich wären, hatte sogar noch die Hinterthür offen gelassen, dafs der Arzt den etwanigen Mehrbedarf rechtfertigen müsse. Und bei diesem Etat war nur von Medicamenten, gar nicht von andern Gegenständen zur Erreichung des Heilzwecks die Rede. Und Hr. B. will noch nicht 5 Pf. für jeden Mann und jeden Tag gut thun. Das giebt, wenn man den Werth der Arzneien für die Revier-Kranken und für kranke Frauen und Kinder und die Kosten für anderweite Bedürfnisse abrechnet, noch nicht den dritten Theil von dem Oesterreichischen Satz. Und der Oesterreichische Satz auf die 11,664 Kranke angewendet, giebt das Sümmchen von 5o5 Rthlrn. rein für lauter Medicin.

Wir können ein ganz ähnliches Beispiel noch näher finden. Wenn ein Regimentsarzt der Königl. Preufsischen Armee in seinem Lazareth die Behandlung eines Kranken von einem andern Truppentheil übernimmt, so hat er die Befugnifs, den Ersatz seiner Verwendung mit 1 Gr. täglich von seinem Kameraden zu liquidiren; ein Preis, der gesetzt ist, wie, wenn ein Bruder vom andern kauft.

Durch diese Betrachtungen glauben wir uns nun zu der Vermuthung berechtigt, dafs dem Herrn Balz von den Medicingeldern mancher Groschen zu Statten gekommen sey, welchen er pure zurückgelegt, indem so mancher Freiwillige, wenn er erkrankt war, ihm nicht zur Last gefallen ist, und dafs in den Calcul des Hrn. B. ein oder der andere Irrthum, ihm unbewufst, sich eingeschlichen habe.

Wir können ein uns näher liegendes Beispiel anführen gegen die Behauptung, dafs der Regimentsarzt von seinem Medicingelde viel erspare, oder, wenn man will, dafs der Staat bei Einziehung der Medicingelder nichts gewinnen könne, vielmehr, wenn er diesen Schritt thut, unverhältnifsmäfsig viel zuschiefsen mufs. Die Mitglieder der hiesigen Militairschule, Officiere von auswärts garnisonirenden Regimentern, welche, wegen des Studiums der Militairwissenschaften sich längere Zeit in Berlin aufhalten, haben, um sich in Krankheitsfällen einander brüderlich zu Hülfe zu kommen, sich zu dem Entschlusse vereinigt: durch monatliche Beiträge eine Kasse zu bilden, aus welcher die Kosten für Arznei und nothwendige Pflege der Erkrankten bestritten wird. Im Monat Januar 1820 betrug die Rechnung zweier Apotheken, für verbrauchte Arznei während eines Monats, 90 Rthlr. (?), wobei folgendes zu bemerken nicht überflüssig seyn wird.

1) Die zwei Apotheken haben einen ganz vorzüglichen Ruf;
2) ihre Rechnungen werden nicht etwa aufs Gerathewohl angenommen, sondern von ei-

nem unparteiischen Sachkundigen in Absicht der angesetzten Preise sorgfältig geprüft und mit den dazu gehörigen Rezepten genau verglichen.

3) Die Verschreibung ist nicht etwa von unkundigen Dorfbarbieren, oder von solchen Kunstverwandten geschehen, welche in der Erkenntnifs der Krankheiten, welchen sie ihre Mittel anpassen wollen, auch nicht gewifs sind, oder deren Kenntnifs so beschränkt ist, dafs sie aus der grofsen Menge der Heilmittel noch nicht die richtige Wahl zu treffen wissen; sondern von Civilärzten mit vorzüglicher Bildung, von Civil- und Militair-Aerzten von anerkannt unumschränktem Vertrauen und dem besten Ruf, mit welchen Hr. B. anstehen wird, sich messen zu wollen, betreffe es rationell-wissenschaftliche Bildung, oder Erfahrung.

4) Die Zahl der gesunden und kranken Theilnehmer dieses Vereins beträgt 108, und auf diese jene 90 Rthlr. vertheilt, beträgt monatlich 20 Gr. Medicingeld pro Mann; er sey gesund oder krank.

20 Gr. monatlich und 2 Gr. welche Differenz!

§. 28. Da wir nach den Bemerkungen zu dem vorigen §. uns nicht ermächtigt halten, die aufgestellte Berechnung, welche auf sehr unsicherm Grunde ruht, für ächt und wahrhaft anzunehmen; da wir das angenommene Verhältnifs der täglichen und jährlichen Krankenzahl zu der etatsmäfsigen Mannschaft überhaupt, und noch weniger ein Jahr ins andere gerechnet, und bei allen Truppentheilen als zuverlässig nicht finden; da von dem wahren Heilmittelbedarf bis hierher noch gar nicht die Rede gewesen ist, und der angegebene Geldaufwand für den Heilmittelbedarf aus der aufgestellten Berechnung eben so sehr bezweifelt werden mufs, als die daraus resultirende Ersparnifs für den Arzt, so ist daraus noch bei weitem nicht die Berechnung für die ganze Armee anzulegen, weder der Kostenbedarf für Arzneien, noch die Gesammtsumme der Ersparnisse zu finden; da also noch gar kein Beweis geführt ist, so kann von einer Vollendung des Beweises gar nicht die Rede seyn.

Wie Hr. B. die jetzt bestehende Medicingelder-Verfassung schildert, so ist sie nicht; so viel Medicingelder giebt es nicht, so wenig Kranke giebt es nicht, und so wenig Ausgaben hat der Regimentsarzt auch nicht. Bei jedem Kriegs-Commissair einer Division würde er in den Liquidationen der Regimenter bessere Einsicht erlangt haben. Man sieht es aber den Berechnungen des Hrn. B. an, wie wenig ihm an der Wahrheit gelegen war; nur den Gewinn wollte er beweisen, und ein Probejahr mit seinen Medicingeldern bestehen. Dem Arzte des Garde-Schützen-Bataillons ist es aber unbekannt geblieben, dafs die Regimentsärzte Abzüge von den Medicingeldern für die zum Lehr-Bataillon commandirten Soldaten und für die Sträflinge haben, auch dafs die Arzneikosten, welche sie für die auf Commando erkrankten Mannschaften bezahlen müssen, sich oft recht hoch belaufen.

§. 29. Bei dem Verfahren des Hrn. B., seine Berechnungen auf das Gerathewohl nach seinen einseitigen Beobachtungen, seinen beschränkten Erfahrungen, auf beliebige Sätze anzulegen, können wir uns nicht darauf einlassen, mit ihm in die Einzelnheiten einzugehen. Wenn Hr. B. aber meint: die Kavallerie habe überhaupt weniger Kranke als die Infanterie, weil die Lazarethlisten dies wirklich nachweisen, so ist er im Irrthum. Die Kavallerie hat deswegen weniger Kranke im Lazareth als die Infanterie, weil sie mehrere ihrer Kranken, deren Heilung aufserhalb des Lazareths thunlich ist, nicht zum Lazareth giebt, indem diese Leute noch zum Dienst bei der Pferdewartung benutzt werden, wenn gleich sie zum Exerziren und zum Wachtdienst nicht fähig sind. Eben so wenig halten wir uns dazu berechtigt, die verstandesgemäfse Schlufsfolge, zu welcher Hr. B. die Behauptung wird rechnen wollen, als solche anzuerkennen, die Behauptung nämlich: das Kostspieligere der Ausgabe für Heilmittel bei der Kavallerie beweise: dafs die Eskadron-Chirurgen nicht die gehörige Kenntnifs besitzen. Mit solchen Beweisen würde Hr. B. manche unserer berühmtesten praktischen Aerzte im Civil in die Klasse der gröfsten Ignoranten argumentiren, wenn nicht glücklicherweise diesem faden Beweise das Merkmal eines verstandesgemäfsen, eines Vernunft-Schlusses eben so sehr abginge, wie dem bekannten: der Stock steht im Winkel, und es regnet; ergo regnet es, weil der Stock im Winkel steht. Aber statt der Voraussetzung aller gedenkbaren Fälle, könnte man aus der Wahrnehmung: dafs die Kosten für den Heilmittelbedarf bei der Kavallerie wegen der einzelnen vom Regimentsarzt entfernt stehenden Eskadrons immer weit höher sich belaufen, auch annehmen, dafs der Administrator eine fremde Sache nie mit der Sorgfalt und Gewissenhaftigkeit behandelt, wie seine eigene; und das findet sich in praxi überall und wirklich ganz vollkommen bestätiget.

§. 30. Es ist allerdings der Fall, dafs der Einkauf der Arzneien mit gröfserem oder geringerem Vortheil betrieben werden kann, und es ist Niemand zu verdenken, wenn er, jedoch mit der Vermeidung des qui pro quo, seinen Vortheil, so gut er es vermag, wahrnimmt. Wenn man indessen die Ersparung der Arzneigroschen noch viel höher treiben möchte, so stehen noch vortheilhaftere Wege offen, als die, welche in diesem §. empfohlen werden. Z. B. den Kampfer in Borneo oder Japan, die

China-

Chinarinde in Amerika, die Rabarber in China einzukaufen, die inländischen Kräuter und Wurzeln selber zu sammeln, und so in dieser Art bei allen andern Artikeln des Bedarfs zu verfahren; aber dem Regimentsarzt sind diese Quellen nicht zugänglich, selten einmal ein Droguist, wenn wir die in Berlin garnisonirenden Militairärzte ausnehmen; er muſs sich vielmehr recht sehr oft an die Apotheken der kleineren Städte wenden, um seine Vorräthe wieder zu ergänzen, kann also, wenn er die vortheilhaften Wege auch noch so genau kennt, davon keinen Gebrauch machen. Hr. B. berechnet aber Alles gewöhnlich für Berlin, für den tiefen Frieden, und für die Garden, bei welchen nicht einmal Garnisonwechsel, und Revüe-Märsche statt finden.

Die Auswahl der verschiedenartigen Arzneien, Behufs des Heilzwecks, wollen wir übergehen; sie ist Sache der gewissenhaften, vorurtheilsfreien Ueberzeugung; halten uns jedoch überzeugt, daſs man es auf beiden Seiten, der kostspieligen wie der wohlfeilen, übertreiben kann. *Medium tenuere beati!*

§. 31. Wir sollten, nachdem wir die verschiedenen Maximen, welche den Regimentsärzten in der Schrift als Motive ihrer Handlungen untergeschoben werden, anerkennen, und wenn wir bei dieser Forderung, wie Hr. B. es anderweitig will, alle nur gedenkbare

Fälle voraussetzen wollten, es Hrn. B. nicht geradezu glauben, dafs er die besten und am nächsten zum Zwecke führenden Heimittel angewandt habe; es ist auch etwas viel gefordert, den einseitigen Behauptungen das non plus ultra allgemein beigelegt wissen zu wollen; aber wir wollen uns herbeilassen, es unsrerseits zu glauben, und den Beweis aus den Resultaten des Verfahrens schenken, da uns nur zu gut bekannt ist, wie trüglich dergleichen der Publicität im Charakter des Zeitgeistes preifsgegebene Uebersichten aus ähnlichen Anstalten, Kliniken, Hospitälern etc. sind; und wie gern dieser und jener nichts als lebensgefährliche Krankheiten und halsbrechende Verletzungen mit ausgezeichnetem Glücke behandelt haben will.

Dafs es in Hrn. B's. Darstellungen von seinen eigenen Heldenthaten nicht an Uebertreibung (oder Poesie, wie man will) fehlt, möchte der zweite Theil dieses §. nur zu augenscheinlich beweisen, wo es heifst: „Gegen die Hälf„te aller Kranken (326 an der Zahl) litt theils „an hitzigem Fieber von verschiedenem Charak„ter; bei den meisten dieser Ausländer aber „nimmt fast jede fieberhafte Krankheit in ih„rem Verlaufe einen schleichend nervösen Cha„rakter etc. an; theils litten viele an acuten „oder chronischen Lungen- und Unterleibs„Krankheiten." Und von diesen 326 Mann, deren Krankheiten so bedeutend waren, deren Steigerung, „eine äuſserst schwierige Form für die Cur", unausweichliche Umstände herbeiführen muſste, von diesen 326 Mann starben nur 4. Nun, wenn das nicht Ruhmredigkeit ist, so kennen wir keine. Gegen die Hälfte aller Kranken litt an hitzigen Fiebern etc.; bei den meisten dieser Ausländer nimmt fast jede fieberhafte Krankheit einen schleichend nervösen, mit Heimweh verbundenen Charakter an, theils litten viele an acuten oder chronischen Lungen- und Unterleibs-Krankheiten. Und die Zahl der Gestorbenen ist nur 4, und die der ganz oder halb Invaliden nur 11? Nun, so etwas reime sich, wer kann! Wir wollen nicht zweifeln, daſs nur 4 Todte und 11 Invalide waren; aber der Todten wegen kommt uns jene Hälfte, die an hitzigen Fiebern von verschiedenem Charakter litten, und von denen die meisten fieberhaften Krankheiten in ihrem Verlauf einen schleichend nervösen, mit Heimweh verbundenen Charakter angenommen haben sollen, und die vielen an acuten oder chronischen Lungen- und Unterleibs-Krankheiten Leidenden, etwas verdächtig vor, so daſs wir beinahe fürchten: wir müſsten aus diesem Gemälde den traurigen Schluſs ziehen: (§. 29.) Hr. B. sey in der Erkenntniſs der Krankheiten auch nicht gewiſs, was denn allerdings ein sehr übler Umstand seyn würde. Ob übrigens das bloſse kalte Wasser, wie es aus Brunnen und Flüssen uns zuströmt, innerlich und äuſserlich angewandt, fast nur allein diese wunderthätige Wirkung hervorgebracht habe, darüber finden wir hier, wo Hr. B. von Erfahrung hätte sprechen können, keine Belehrung.

§. 32. Wir befinden uns nicht in der Lage, die hier aufgestellten Ansichten theilen zu können; wir finden junge, ältere und ganz alte Personen mit Krankheiten befallen, welche den antiphlogistischen Heilapparat erfordern, und ebenfalls Personen von dem verschiedensten Alter, an Krankheiten leiden, wo analeptische, erregende, reizende und tonische Mittel unerläſslich sind, diesmal und bei diesem so, ein andermal und bei jenem anders. Selbst in der Genesungs-Periode wird, neben den Kraftbrühen und Wein, eine stärkende Arznei manchem unentbehrlich seyn, die, wenn auch nur von inländischen Droguen bereitet, nicht so ganz wohlfeil zu beschaffen ist. Im folgenden §. findet sich Gelegenheit, dies alles an einem einzelnen Fall zu erläutern.

§. 33. Von auſserordentlichen Ereignissen, z. B. Epidemien, will Herr B. nichts wissen; aber sie kommen doch. Indessen Scherz bei Seite: die Gold-Tinktur hat ihre Rolle ausgespielt, so gut wie Perlen, Mumien und Menschenschädel; und dennoch kostet jede Epidemie, und wenn es eine Schnupfen-Epidemie wäre, der Bauerwetzel z. B. (*Influenza*), einen Heilapparat, dessen Beschaffung wirklich ins Geld läuft. Eine Epidemie von Wechselfiebern braucht es gerade nicht zu seyn, sondern auch sporadische Wechselfieber erheischen den Gebrauch der Chinarinde; nnd gar eine Epidemie von Wechselfiebern, die soll schon China kosten, und diese nicht wenig Geld. Chinarinde, die nicht zu jenen ausländischen Arzneien gehört, von welchen die Schrift sagt (§. 30.), daſs sie wegen heftigerer Wirksamkeit nur in sehr geringer Quantität angewendet werden können. Seit 10 Jahren fast sind wir nicht von einer Wechselfieber-Epidemie heimgesucht und man hat Noth, wenn man ein sporadisches Wechselfieber sehen will; ja, viele unserer jungen Aerzte haben einen Wechselfieberkranken noch gar nicht gesehen. Aber seit Menschengedenken ist dieser glückliche Umstand noch nicht eingetreten gewesen, und es ist auch gar kein Grund vorhanden, welcher die Vermuthung wahrscheinlich machen könnte, daſs dies von Dauer seyn wird. Doch, müssen es immer Wechselfieber seyn, welche den Gebrauch der Chinarinde erheischen?

Rust erzählt uns in seiner Schrift, betitelt: die ägyptische Augenentzündung unter der

Königl. Preufs. Besatzung in Mainz. Berlin 1820. Seite 224 in der Note 37:

„Beachtungswerth sind die Erfahrungen des Regimentsarztes Müller in Mainz“ etc. etc. „Nun erhielt der Kranke den Tag über „alle zweite Stunde, und des Abends stünd- „lich einen halben Efslöffel voll Liquoris am- „monii acetici (macht für jeden Tag ungefähr „2½ Unzen dieses nicht wohlfeilen Mittels) „etc. Hierauf kam er schon den ersten Abend „in einen aufserordentlichen Schweifs, der „gehörig abgewartet, und die nächstfolgen- „den Abende durch Darreichung desselben „Mittels aufs Neue erzeugt und sorgfältig „unterhalten wurde etc. Gewöhnlich zeigten „sich schon den folgenden Tag deutliche Spu- „ren von Abspannung und Besserung der ent- „zündeten Augen, und in vielen Fällen konn- „ten die Kranken schon nach 8 bis 10 Ta- „gen, nachdem sie vorher, wie alle übrigen „Reconvalescenten, einige Unzen China ver- „braucht hatten, als vollkommen geheilt wie- „der entlassen werden.“

„Diese Methode hat sich auch nach späteren und den letzten Berichten von Mainz aus in vielen Fällen als bewährt nachgewiesen.“ etc.

Herr Regimentsarzt Müller mufs also wohl überall nicht der Meinung des Hrn. B. seyn:

1) dafs es vorzugsweise nur Wechselfieber-

Epidemien sind, welche den Gebrauch der Chinarinde erheischen.

2) Dafs es nicht Epidemien gebe, welche den Gebrauch kostbarer Mittel nöthig machen. Der Liquor ammonii acetici in der Quantität und der öftern Wiederholung ist keine wohlfeile Heilart, wenn gleich dies Mittel aus inländischen Sachen bereitet wird.

3) Dafs unsere Soldaten (das Regiment, bei welchem Hr. Müller Regimentsarzt ist, ist kein Veteranen-Regiment) doch auch von Krankheiten befallen werden, bei welchen die negativen, schwächenden, Kräfte entziehenden Heilmittel ihre Anwendung nicht finden.

4) Dafs es Krankheiten giebt, bei welchen Blut entzogen werden mufs, und die dennoch in ihrem Verlaufe die kräftigste ftärkende Heilart durch kostbare Arzneien erfordern. Die Krankheit war ja eine Entzünduugs-Krankheit, und gewöhnlich zeigten sich schon den folgenden Tag deutliche Spuren von Abspannung, und zwar auf den Gebrauch eines incitirenden Mittels.

5) Dafs die Genesungsperiode nicht durch gute nährende, stärkende Diät, durch Wein, gutes Bier, Eier, Fleisch, Kraftbrühen etc. zu vertrödeln ist, sondern dafs man mit kräftigen Arzneien in sie eingreifen mufs. Denn, nachdem die Kranken in die Recon-

valescenz übergegangen, und **einige** Unzen **China** verbraucht hatten, konnten sie als vollkommen geheilt wieder entlassen werden.

In der Schrift ist indessen auch auf solche Fälle Bedacht genommen; sie ermächtigt uns, alle nur gedenkbaren Fälle vorauszusetzen, und wenn dem so ist, wollen wir nicht daraus auch wiederum den traurigen Schluſs ziehen: daſs Hr. **Müller** aus der groſsen Menge der Heilmittel nur nicht die richtige Wahl zu treffen wuſste, und daſs er in der Erkenntniſs der Krankheiten (dem Schwierigsten in der praktischen Heilkunst), welcher er seine Mittel anpassen wollte, auch nicht gewiſs war. Zum Glück rechtfertigt ihn der Erfolg, den nicht Hr. **Müller** selbst, sondern ein Anderer, Hr. **Rust**, verkündigte.

Die Insinuation: daſs eine Wechselfieber-Epidemie eine schickliche Gelegenheit darbieten würde, die monatliche Groschenzahl von zwei zu drei auf den Mann zu erhöhen, kommt uns hämisch vor, — und — sie mag auf sich beruhen. Wer es weiſs, daſs das Medicingeld, monatlich 1 Gr. pro Mann, zu einer Zeit festgesetzt wurde, in welcher alles, und auch die Arzneien, aus der ersten Hand wohlfeiler angekauft werden konnten, wer es bedenkt, daſs seit jener Zeit Steuern, Zölle, Lagergeld und wie die Abgaben alle heiſsen, welche gezahlt werden müssen, ehe die Arznei in die Hände des Apothekers kommt, daſs die Gewerbsteuer und andere bürgerliche Abgaben, die Umständlichkeiten beim Handel, Geld-Course und ähnliche Dinge den Preis der Handelswaare seit jener Zeit um ein bedeutendes erhöhet haben, dem wird es nicht einfallen, einen so lächerlichen Einfall zur Schau zu legen.

Herr B. spricht nun von den Nervenfieber-Epidemien in den Jahren 1807 u. 8 und 1813 u. 14. Das ginge an; aber er sagt uns auch, was wir davon wissen, und daran thut er Unrecht. 1807 und 8 mag Hr. B. ein unbefangener Beobachter gewesen seyn, aber ein ganz ungebildeter, der deshalb gar keinen Sinn für Beobachtung haben konnte, und dem das *cum hoc, ergo propter hoc* sehr einleuchtend seyn muſste. 1813 und 14 war Hr. B. nicht mit zu Felde, sondern war ruhig im Friedrich-Wilhelms-Institut.

Die hier nun angebrachte Curart der Nervenfieber-Epidemie in den Jahren 1807 u. 8 und 1813 u. 14 wollen wir nicht beleuchten; erlauben uns aber, wenn auch nicht an der Universalität, doch an der Allgewalt des bloſsen kalten Wassers, wie es aus Brunnen und Flüssen uns zuströmt, zu zweifeln, und vertrauen mehr den Schriften, wenn auch nicht von Marcus, Roeschlaub, und andern ephemeren Schriften, welche zwar im Geiste der Zeit, aber nicht immer in dem der Wahrheit geschrieben sind, doch denen bewährter, glaubwürdiger Praktiker älterer und neuerer Zeit, und der täglichen Erfahrung, die uns eines andern belehren. Jene glaubwürdigen und bewährten praktischen Aerzte belehren uns, dafs bei Nervenfiebern fast immer die kräftigsten Arzneien unentbehrlich sind, und dafs sie nicht in so geringer Quantität angewendet werden dürfen, wenn sie wirksam seyn sollen, ja, dafs man mit im Preise beinahe dem Golde gleichen Moschus nicht spielend verfahren dürfe, wenn er den Kranken retten soll, so, dafs die Höhe des Preises wohl in Betrachtung kommt. (§. 30.)

Um doch auch vom Campher zu sprechen, so könnte Hr. B., wenn er sich darnach umsehen wollte, Militair-Spitäler finden, deren Aerzten man nicht den Vorwurf der Unkunde machen kann, in welchen bei brandigten Bubonen der Campher Unzenweise eingelegt wird; und von ätherischen Oelen: würde er von gelehrten praktischen Aerzten hören, dafs die Mixtura oleoso-balsamica, die Quintessenz aller ätherischen Oele, und als Waschmittel die kräftigste Erregung in Nervenfiebern sey. So stand es wenigstens noch vor nicht gar langer Zeit. Zwischen dem Minimum und Maximum aber liegt die goldene Mittelstrafse, welche von Hippocrates an bis auf unsre Zeiten ihren Werth behauptet hat, welcher die bewährten praktischen Aerzte immer gefolgt sind, und welche bei Regulirung der Militair-Medicinal-Verfassung zur Richtschnur dienen mufs, was auch Schwätzer und Schreier dagegen einzuwenden haben mögen.

So soll es denn nun also ausgemacht und absolut gewifs seyn, dafs der Staat bei Selbstlieferung der Arzneien gewinnen mufs. Nun so wollen wir uns nicht unterstehen, hier etwas dagegen einzuwenden, sondern uns bescheiden, dies dem geneigten Leser zu überlassen. Aber die Zusicherung: dafs dann aller Zweifel gegen die Rechtlichkeit des Militairarztes gehoben sey, wollen wir doch nicht so auf den ersten Blick für absolut gewifs gelten lassen. Wäre denn nicht etwa Durchstecherei zwischen dem Arzt und dem Apotheker; dem Arzt, Apotheker und Lieferanten; dem Arzt, Apotheker, Lieferanten und dem Kriegs-Commissair (der der umfassenderen Controlle wegen noch beigegeben werden könnte); wäre nicht etwa eine Durchstecherei zwischen diesen Personen, Bestechung jedes einzelnen, ein denkbarer Fall, der vorausgesetzt und berücksichtigt werden darf? lassen sich nicht alle jene Besorgnisse, welche im 24sten §. beim Malen des Scheins der Sünde wortarm dargestellt sind, nicht in erhöhetem Grade auch hier anwenden? Und, wenn dem so ist, wird es wohl ausgemacht, und absolut gewifs seyn, dafs der Staat bei der Selbstlieferung der Arznei gewinnen, dafs aller

Verdacht des Kranken gegen seinen Arzt schwinden mufs? Wird nicht bei lasterhaften Gesinnungen und bei dargebotener Gelegenheit zum Gewinn, das Gefühl für Recht in diesen Personen erstickt werden, und der Kranke mit seiner Haut, der Staat mit seinen Kassen diese Unbilde theuer bezahlen müssen? Würden nicht ungleich gröfsere Summen dazu gehören, von vier gewissenlosen Sündern der Plünderung ausgesetzt zu seyn, als einem rechtlichen Manne sich anzuvertrauen, der nur allein die Verantwortlichkeit hat, der sein Ehrgefühl bewahren mufs, und der der Wachsamkeit seiner Untergebenen blofsgestellt ist? Wird nicht bei einer so zusammengesetzten Verwaltung die Aufsicht erschwert, und die Entdeckung und Ausmittelung der Vergehen unmöglich? Wird nicht jeder einzelne, wenn wirklich durch Zufall eine Vervortheilung sich offenbart, die Schuld von sich abwälzen, das Vergehen bemänteln, und nach Art aller Spitzbuben, wenn auch nicht die Sünde, doch den Schein der Sünde, von sich abzuwälzen wissen? Es soll wohl schwerer halten, nicht allein die Sache zu entdecken, sondern auch den Sünder auszumitteln; und wenn dies ja einmal gelingt, wird es nicht auch hier eintreffen, dafs nur, um doch dem Gesetz einmal zu genügen, die kleineren Diebe gehangen werden, während die grofsen frei durchgehen? Welche Fragen alle liefsen sich hier nicht noch aufstellen?! Ja, wir haben solche Lieferungs-Systeme in unsern Tagen gesehen, und jeder unserer Leser wird sich ihrer mit Abscheu erinnern. Aus verflossener Zeit mögen die ärztlichen Individuen, welche 1812 Mitglieder der Feldlazarethe in Curland waren, nur an die Vexationen denken, welchen die Vorsteher der Lazarethe und die Feldapotheken bei den Bemühungen auszustehen hatten, um den erlittenen Abgang ihrer mitgebrachten Vorräthe zu ergänzen; Vexationen, denen der Anstrich von Ordnungsmäfsigkeit zum Deckmantel dienen mufste, von den französischen Oberbehörden, dem Intendanten, Commissair ordonnateur, Médécin en chef, Directeur des Hôpitaux, den Nationalbehörden gemeinschaftlich geschmiedet, und wobei bald dieser, bald jener den Regisseur spielte; Vexationen, welche unaufhörlich Etats von dem Bedürfnifs einforderten, keinen einzigen befriedigten, bei allen Erinnerungen machten, nach welchen vor der Befriedigung zuvörderst die Rectificirung des Etats geschehen mufste, dann wieder, als auf die Vergangenheit lautend, nicht mehr nöthig befunden, und eben so für die Gegenwart ein neuer Etat, aber eben so unfruchtbar, bearbeitet wurde. Dies ging bei den Feldlazarethen vor; ihre Arzneivorräthe wurden ausgeleert, nur durch die Theilnahme und die kräftige Mitwirkung eines wackern, patriotisch gesinnten Commandanten war es möglich, das Unentbehrlichste zu erhalten; und bei der Rückkehr der Armee aus Curland waren alle Feldapotheken, bis auf Eine, welche für den höchsten Nothfall aufgespart worden war, leer. Man wende nicht ein: so etwas sey auch nur bei den damaligen Franzosen möglich gewesen, welchen das Raub- und Aussaugungssystem zur andern Natur geworden; der Spitzbube bleibt sich überall gleich, wenn er nur einen Tummelplatz für seine Künste findet; und Gesellen, Theilnehmer, findet er auch, dafür sorgt er durch Fallstricke und Lockvögel. Sollte wohl jene Bande in Curland nicht bestochen gewesen seyn, und wenn je ein der Sache kundiger Curländer diese Zeilen lesen sollte, wird er nicht, je nach dem Grade und der Art seiner Humamanität, überaus spotten, oder uns bemitleiden, dafs uns die Noth zwang, von einer solchen Bande abhängig zu seyn, und wird nicht jeder Rechtliche uns bedauern, wenn wir das Schicksal des kranken und verwundeten Soldaten in solche Hände legen, die nur auf Raub eingeübt sind? Wird er sich überreden: nur diese oder jene Nation sey so etwas fähig; von der eigenen lasse sich so etwas nicht erwarten? Schont denn wohl das Diebs-Talent Vater, Mutter, Kirche oder König? Erschien nicht sogar während des Krieges von 1813 ein Königlicher Befehl, dahin lautend, dafs diejenigen Lazareth-

Beamten, welche dem Kranken das ihm Gebührende verkürzen würden, mit körperlicher Züchtigung vor dem Lazareth bestraft werden sollten, und haben nicht die Zeitungen die Vollziehung solcher Züchtigungen angekündiget? Dann, wenn der Staat die Lieferung der Arzneien für seine Rechnung besorgen läſst, soll aller Zweifel gegen den Militairarzt in Absicht auf Vervortheilung gehoben seyn? Welche eitle Vermuthung! die, wenn man sich nur ein wenig umsehen will, sogleich sich selbst widerlegt. Wir wollen die gewöhnliche Meinung des Soldaten: daſs er vom Commissariat, wenn gleich die Bedürfnisse für Königliche Rechnung, oder auch durch Einlieferung von Seiten der Communen beschafft worden, nie das ihm Gebührende in quali und quanto erhalte, hier übergehen, und nur bei der uns bekannten Feldlazareth-Verwaltung stehen bleiben: so finden wir ewig die Klage, daſs der Kranke durch die Oekonomie-Beamten sich vervortheilt glaubt. Er läſst es sich durch nichts ausreden, daſs der Inspector, der Aufseher und Krankenwärter mit dem Lieferanten unter einer Decke stecke, daſs jene von diesem bestochen werden; daſs sie das Beste von Fleisch und Brühe selber consumiren; daſs sie das ihnen Verkürzte zu Gelde machen, und dies durchbringen; daſs sie Wein, Branntwein und Bier verdünnen; daſs sie schlechtere Waare für gute annehmen oder anschaffen, und was sonst noch für übliche Redensarten mehr sind. Was würde es also helfen, wenn auch der Staat die Selbstlieferung der Arzneien an die Regimenter übernähme? dadurch würde, wenn ein Verdacht gegen Vervortheilung statt findet, dieser um nichts gemildert werden.

§. 34. In dem ganzen zweiten Abschnitte haben wir nicht gefunden, daſs Herr B. je auf den Krieg Rücksicht genommen hätte; es war nur immer die Rede von Garnisonen, von Garnisonlazarethen, von Berlin, und wir hatten uns baſs darüber gewundert; aber nun wird es uns auf einmal klar, warum das nicht geschehen ist, es war ja überflüssig: hat der Staat durch die Abschaffung der Medicingelder nicht schon im Frieden gewonnen, so wird die Ersparniſs und mithin der Gewinn im Kriege in die Augen springend, weil, es ist ja sonnenklar, hier der Regimentsarzt die Groschen ohne Umstände einsackt, ohne auch nur das Geringste dafür zu leisten. Er gewinnt offenbar monatlich 111 Rthlr. 8 Gr., weil ihm von 120 Mann, welche im Feldlazareth sich befinden, nur 1 Rthlr. 16 Gr. monatlich abgezogen wird. Hierbei befindet sich aber Hr. B. in einem grossen Irrthum; denn es werden, nach einer schon seit geraumer Zeit bestehenden Verordnung des 4ten Departements des Kriegsministeriums, den Regimentsärzten für alle in den Feldlazarethen

befind-

befindliche Kranken die Medicingelder abgezogen. Wenn also von einem Regimente 120 Kranke im Lazareth sind, so verliert der Regimentsarzt nicht 1 Rthlr. 16 Gr., sondern 10 Rthlr. monatlich.

Aber da doch hier einmal vom Kriege die Rede ist, so müssen wir diese Redensart festhalten, und dürfen diesen Umstand nicht entschlüpfen lassen, um doch auch dieser Modalität ein Paar Worte zu widmen, die es wohl werth ist, dafs sie nicht unberücksichtigt, nicht unbeachtet bleibe.

Hr. B. will nun mit Gewalt ersparen, und dem Staat Gewinn zuwenden, das ist wahr; aber auf wessen Unkosten, darüber ist er uns die Belehrung schuldig geblieben. Es mufs ihm entfallen seyn, dafs, nach dem 1sten §., die Ausführung des zweiten Abschnittes ein Product der Erfahrung und Ueberzeugung sey, seinem Gegenstande Wahrheit, Gewifsheit und verstandesgemäfse Schlufsfolge zum Grunde liege. Wie werden sich aber hier alle die hohen Staatsbeamten, deren geneigten Berücksichtigung er diesen 2ten Abschnitt ganz besonders empfahl, nach der gerühmten Erfahrung, nach der Ueberzeugung, nach der Wahrheit, Gewifsheit, und verstandesgemäfsen Schlufsfolge umsehen, ohne das eine oder das andere zu finden.

Wie in aller Welt kommt Hr. B. dazu, uns überreden zu wollen: im Kriege habe der Regimentsarzt mit den Kranken nichts, auch gar nichts zu thun, daſs seine ärztliche Pflege dem Regiments-Chirurgus auch keinen Deut koste, und daſs der Kranke und Verwundete, bevor er zum Feldlazareth kommt, gar keine ärztliche Pflege bedürfe. So etwas muſs er doch zur Ansicht gehabt haben, wenn er uns vorfaselt, dem Regimentsarzt bleiben gerade jene 111 Rthlr. 8 Gr., welche er (nach seiner Voraussetzung eines denkbaren Falles) an Medicingeld jeden Monat aus der Königlichen Kasse bezieht, als Gewinn für ihn übrig. Wo hat Hr. B. diese Erfahrung gemacht? Von diesem Wahn hätte ihn doch wahrhaftig der ungebildeteste Routinier von Compagnie-Chirurgus, den es in der ganzen Armee nur giebt, heilen können, der es nur zu gut weiſs, daſs er nicht auf dem Exerzierplatze ohne Arznei und Verbandstücke erscheinen darf, vielweniger auf dem Schauplatze des Krieges. Sah denn Hr. B. nie einen Regiments- oder Compagnie-Chirurgus, deren es doch mehrere giebt, welche im Kriege sehr kenntlich ausgezeichnet wurden, und hat er dabei nicht die verstandesgemäſse Schluſsfolge gezogen, daſs solche Auszeichnungen doch wahrhaftig nicht fürs Einsacken der Medicingroschen gegeben werden? Aber Hr. B. begleitete nie ein Regiment, ein

Bataillon, oder auch nur eine Compagnie ins Feld und vor den Feind. Wäre ihm dies Loos zu Theil geworden, so würde er gefunden haben:

1) Der Regimentsarzt muſs, bevor die Campagne wirklich eröffnet wird, gar wohl für die Kranken des Regiments sorgen, und Arzneien reichen, ja zu kostspieligen Arzneien greifen, weil ihn die Gelegenheit nicht begünstigt, auf Märschen und in beengten Cantonnirungs-Quartieren seinen Vortheil beim Dispensiren der Arzneien wahrzunehmen.

2) Wenn die Campagne eröffnet ist, und Feindseligkeiten eintreten, so werden freilich die vorhandenen Kranken in die Feldlazarethe geschickt. Aber kann das denn alle Tage geschehen? Muſs nicht zuweilen (und nicht etwa so gar sehr selten) der Regimentsarzt die Kranken mehrere Tage mit sich herumschleppen? muſs er hier nicht für sie sorgen? wird er nicht alles mögliche anwenden, um, so weit es irgend möglich ist, sich die Last zu erleichtern, und wird er nicht die besten und am nächsten zum Zweck führenden Heilmittel in Anwendung bringen? und wird nicht die Ausgabe dafür das irrig als Ersparniſs decretirte Sümmchen von 111 Rthlr. 8 Gr. in jedem Monat beträchtlich vermindern?

3) Sollte dem Regimentsarzt das Verbinden der Blessirten keine Verbandstücke und ihre ärztliche Behandlung bis zu ihrer Ablieferung ans Feldlazareth, oder bis dies heranrückt, keine Arzneien kosten? und wird der nicht unbeträchtliche Betrag dafür während eines Monats nicht auch von den ersparten Medicingeldern in Abzug kommen?

4) Wenn nun, wie es sich hin und wieder wohl begeben hat, die Feldlazarethe durch kriegerische Ereignisse verhindert werden, der Armee zu folgen, mufs dann nicht, wenn nicht etwa eine andere Gelegenheit vorhanden ist, dieser oder jener Regimentsarzt bei den Kranken und Verwundeten zurückbleiben, und sie nach Möglichkeit mit Arzneien und Verbandstücken besorgen?

5) Mufs nicht der Regimentsarzt die Compagnie-Chirurgen mit Arzneien und Verbandstücken in Vorrath versehen, deren Verwendung er selten controlliren kann, und die alle Augenblicke gebraucht werden?

6) Giebt es nicht Krankheiten, welche bald wieder gehoben werden, ohne dafs die Kranken zum Feldlazareth geschickt werden; und erfordert die Heilung dieser Kranken nicht Arzneien? Fehlt es im Kriege etwa an Gelegenheit zur Erwerbung solcher Krankheiten, oder, wenn man lieber will, Unpäfslichkeiten?

7) Hat denn der Regimentsarzt immer Gelegenheit, die Arzneien mit Vortheil einzukaufen, oder mufs er nicht fast immer gewinnsüchtigen Apothekern in die Hände fallen, denen er die Arzneien über die Gebühr bezahlen mufs, wo also von dem bedeutenden Rabatt, welchen auch die Herren Apotheker geben, gar nicht die Rede ist?

8) Wäre Hr. B. im Kriege gewesen, so würde ihm auch der Fall vorgekommen seyn, dafs die Regimentsärzte ihre Kranken z. B. während eines Waffenstillstandes im Cantonnirungs-Quartiere behalten, hier fur sie einzelne Regimentslazarethe einrichten, und die Kranken aus ihrem Arzneivorrath für eigene Rechnung versehen müssen.

So viel nur über den reinen Gewinn, welcher dem Regimentsarzt an den Medicingeldern im Kriege bleibt. Nun noch Einiges über die Versorgung der verschiedenen Heeresabtheilungen mit Arzneien. Herr B. will zwar, wie aus §. 36. hervorzugehen scheint, bei jedem Armeecorps eine fertige Feldapotheke mit ins Feld rücken lassen. Aber damit ist denn doch auch noch nicht alles gethan. Die wird geleert seyn, ehe die Armee zum Schlagen kommt. Und welchen Umfang müfste die Eine Feldapotheke für ein ganzes Armeecorps von, wir wollen annehmen 40,000 Mann, haben, wenn noch dazu die verschiedenen Truppenabtheilungen zu ihrem Hausgebrauch daraus versorgt werden sollen? Wie dem nun aber auch sey, irgend einen Modus würde der Staat denn doch bei der ihm zugemutheten Selbstlieferung sich aneignen müssen. Ueber den besten oder auch nur den bessern Modus sind die Gelehrten gewiſs noch bis jetzt nicht einig, und werden es vor der Hand auch nicht werden. Wir wollen suchen, uns die Sache zu verdeutlichen.

Die nöthigen Arzneivorräthe kann der Staat beschaffen

1) durch Ankauf aus der ersten Hand, und auf seine Rechnung veranstaltete Bearbeitung der rohen Produkte, bis sie, als dazu geeignete Arzneien, in die Feldapotheke aufgenommen werden können. Mit dieser Gewerbs-Operation ist zugleich die Hinschaffung zu den Feldapotheken verbunden, und ein Vorrathslager in einer angemessenen Entfernung von den Feldapotheken mit der Maaſsgabe, daſs dies Vorrathslager in jedem Betracht gesichert sey.
2) Durch Lieferung im Wege der Entreprise.
3) Durch Requisition aus den Civilapotheken des eigenen, oder befreundeten Landes gegen Bezahlung, und durch Requisition aus den Apotheken des occupirten feindlichen Landes; oder endlich
4) durch Ankauf der Feldapotheken aus eige-

ner ihnen verliehener Machtvollkommenheit, so gut wie es ihnen möglich wird.

5) Noch ist ein Weg der Beschaffung denkbar, nehmlich der, einer und der andern Civilapotheke die Lieferung der Arznei an die Kranken, ohne Dazwischenkunft der Feldapotheken, zu übertragen. Ein auch schon betretener Weg.

Welchen Weg der Beschaffung Herr B. einzuschlagen gedenkt, darüber hat er uns ohne Belehrung gelassen, obgleich er im 36sten §. die Frage in Betracht der vorzüglichsten Zweckmäfsigkeit aufgestellt, aber auch nicht einmal für den Fall des Friedens vollständig beantwortet hat. Er meint: durch eigene Apotheken, welche mit den allgemeinen Garnisonlazarethen verbunden seyn sollen. Dies führt uns zur Beleuchtung des

§. 36. Er will eigene Militair-Apotheken, welche mit den allgemeinen Garnisonlazarethen verbunden sind, nach dem Muster der hier in der Königl. Charité vorhandenen Apotheke, welche durch ein kleines Personale verwaltet wird. Ein Muster, welches den vorgeschlagenen Militair-Apotheken gar nicht empfohlen werden kann, weil es schlechterdings das nicht würde leisten können, was von einer Militair-Apotheke gefordert werden mufs, indem

1) die Apotheke der Charité ein Filial von der Königl. Hofapotheke ist, von welcher

ihr alle Arzneien bis zum Dispensiren vorbereitet, geliefert werden, und sie mit der Anschaffung, wie mit der pharmaceutischen Vorbereitung gar nichts, und blofs mit dem Dispensiren zu thun hat. Sie kann daher gar wohl mit einem kleinen Personal ihre Aufgabe lösen.

2) Die Apotheke der Charité dispensirt blofs die Arzneien für das Charité-Lazareth, hat mit dem Dispensiren für Kranke aufserhalb des Lazareths nichts, noch weniger mit dem Ausgeben und Versenden der Arzneien in Masse, das einzige Invalidenhaus ausgenommen, zu thun; sie bedarf also weiter keines Personals, als desjenigen, welches zur Betreibung der begrenzten Geschäfte ausreicht.

Anders verhält sich die Sache mit einer Militair-Apotheke, welche keine Mutterapotheke hat, und deren Geschäfte nicht blofs auf das Dispensiren der Kranken im allgemeinen Lazareth beschränkt werden können.

Wir müssen schon ein wenig tiefer in die Sache eingehen.

Wenn Militair-Apotheken und allgemeine Garnisonlazarethe angelegt werden sollen, so scheint uns die Idee des Hrn. B. (auch nach der in diesem §. gemachten Aeufserung über die allzeit fertige Feldapotheke) zu seyn: einem jeden Armeecorps, im Frieden also jedem General-Commando, eine solche Anstalt zuzuwenden. Bekanntlich giebt es folgende General-Commando's:

1) Für die Königl. Garden. Es hat seinen Sitz in Berlin, und begreift die in Berlin, Potsdam, Charlottenburg und Spandau garnisonirenden Truppen.

2) Für die Truppen der Mark Brandenburg und Pommern. Es umfafst alle Garnisonen, die innerhalb der Grenzen der Ostsee, der Elbe und Westpreufsen, und Schlesien und Sachsen sich befinden. Es hat seinen Sitz in Berlin.

3) Das General-Commando von Preufsen begreift ganz Ost- und Westpreufsen und Litthauen; hat seinen Sitz in Königsberg.

4) Das General-Commando von Schlesien begreift ganz Ober- und Niederschlesien, und hat seinen Sitz in Breslau.

5) Das General-Commando von Sachsen begreift das Herzogthum Sachsen, Magdeburg, Halberstadt, und hat seinen Sitz in Merseburg.

6) Das General-Commando von Westphalen begreift diese Provinz. Hat seinen Sitz in Münster.

7) Das General-Commando des Grofsherzogthums Niederrhein umfafst die Provinzen am linken Rheinufer, und einige Distrikte am rechten Ufer dieses Flusses; hat seinen Sitz in Coblenz.

8) Das General-Commando des Großherzogthums Posen begreift diese Provinz, und hat seinen Sitz in Posen.

Hiernach würde es also erforderlich seyn, in folgenden Städten Garnisonlazarethe und Militair-Apotheken anzulegen. Nämlich

in Berlin	2 Lazarethe	und	2 Apotheken,
in Königsberg	1 allgem. L.	-	1 — —
in Breslau	1 Lazareth	-	1 — —
in Merseburg	1 — —	-	1 — —
in Münster	1 — —	-	1 — —
in Coblenz	1 — —	-	1 — —
in Posen	1 — —	-	1 — —

und außerdem müßte noch für die Besatzungen zu Mainz und Luxemburg besonders gesorgt werden.

Nun. Alle diese Veranstaltungen werden denn doch wohl ein ganz artiges Sümmchen von den beabsichtigten Ersparnissen wegnehmen. Es bleibt aber noch übrig, auszumitteln, welche Dienste diese Veranstaltungen leisten, und wie sie möglicherweise benutzt werden können.

Ob für das Militair und für die Königlichen Kassen einzelne Regiments-Lazarethe (mit dem *Régime paternel* *)) oder die allgemeinen Garnison-

*) *Régime paternel*, ein Ausdruck bei der Verfassung der Civil-Krankenhäuser in Frankreich, seit deren wohlthätigen Reformation gebräuchlich, der ungefähr den Unterschied zwischen der Verwaltung eines Fa-

Lazarethe im Frieden erspriefslicher und vortheilhafter, weniger kostspielig seyn mögen, wollen wir hier ununtersucht lassen, sondern, wenn gleich gegen unsere Ueberzeugung, auf gut Glück geradezu annehmen, dafs den allgemeinen Garnisonlazarethen in jedem Betracht der Vorzug zugestanden werde. Aber fragen müssen wir doch, welcher Truppenabtheilung denn wohl ein solches allgemeines Lazareth genügend seyn soll? Nicht einmal für die Truppen des General-Commando's der Garden. Herr B. hat aber §. 16. die Beschäftigung der oberen Militairärzte blofs auf den Dienst im allgemeinen Garnisonlazarethe verwiesen, und er scheint hier der Meinung zu seyn, einen andern Dienst, als diesen, den eigentlichen Krankendienst, gebe es für den Arzt doch nicht; ja, er mufs wohl dieser Meinung seyn, weil er auf den Grund derselben die bisherige Zahl der Militairärzte nach §. 18. auf den dritten und wohl vierten Theil verringern, die Zahl der Aerzte nach dem Maafsstabe des Krankenbestandes der Armee (einen auf 200 [§. 16.]) berechnen will. Dahin dafs auf jedes General-Commando nur Ein allgemeines Garnisonlazareth seyn soll, deutet, aufser dem in diesem §. gegebenen Wink we-

milienguts durch den Hausvater, oder durch Miethlinge andeutet. Sie ist von den Engländern entlehnt, welche ihre Hospitäler *Trustees*, aus der Mitte der Wohlhabenden, anvertrauen.

gen der Feldlazarethe, auch der Umfang, welchen er §. 16. den allgemeinen Garnisonlazarethen (500 bis 600 Mann) geben will, und sogar der Umstand, dafs bei einem General-Commando, nach seiner Voraussetzung etwa 18 bis 20 Mann per Bataillon, ungefähr eine solche Zahl von Kranken im Durchschnitt seyn wird.

Also nur im allgemeinen Garnisonlazareth findet der obere Militairarzt seine Berufsgeschäfte, den eigentlichen Krankendienst; wer daher von seiner Wirkungs-Thätigkeit Gebrauch machen, oder Nutzen ziehen will, mufs sich im Garnisonlazareth einfinden, oder er mufs dahin gebracht werden. Anders können wir uns die Sache nicht füglich denken. Aber, wenn wir darüber nachdenken, wie das ausgeführt werden soll, so müssen wir bekennen, aufser Stande zu seyn, es zu begreifen.

Aus den Marken und aus ganz Pommern soll alles, was beim Militair erkrankt, ins Garnisonlazareth nach Berlin geschafft werden, und so aus ganz Preufsen nach Königsberg; aus ganz Schlesien nach Breslau u. s. w. Davon will uns doch weder die Möglichkeit, noch das Gedeihliche und Erspriefsliche einleuchten, weil beim Eintritt der Krankheit auf den ersten Blick es doch in den allerwenigsten Fällen nur mit einiger Zuverlässigkeit bestimmt werden kann, ob nicht die Krankheit in ganz kurzer Zeit sich wird heben lassen. Ein Schnupfenfieber von einiger Stärke und tödtendes Nervenfieber der bösesten Art, sehen sich im Anfange so ähnlich, dafs auch der vollkommenste Diagnostiker sie nicht wird unterscheiden können. Aber gesetzt auch, man wäre das im Stande, wird es sich denn verlohnen, und wird es gedeihlich, diesen und jenen Kranken, wenn auch nur 2, 3 Tagereisen weit zu schicken, um ihn in einem volkreichen Lazareth heilen zu lassen? wird nicht der, dessen Fieber z. B. bei guter Pflege durch zweckmäfsige Arzneimittel geheilt worden seyn würde, nicht vielleicht auf dem Wege, durch ungünstige Witterung von Regen, Schnee, Sturm, oder Hitze oder Kälte, der er unvermeidlich ausgesetzt werden mufs, durch Genufs schädlicher Sachen, Vernachlässigung zweckmäfsiger Arzneien in einen Zustand versetzt werden, in welchem die ursprünglich nicht tödtliche Krankheit nun in eine tödtende umgeändert wird? Und nun gar eine Strecke von 8 und mehr Tagereisen! Da wird in der Regel der Kranke todt oder gesund im Lazareth ankommen. Und die Wirkung des Transports auf Kranke mit zerbrochenen Gliedern, mit Bluthusten, mit einem eingeklemmten Bruch, mit Kopfverletzungen etc.; solche Kranke kommen doch auch vor?

Man sieht wohl ein, dafs es auch, wenn es wirklich ausgemacht wäre: die allgemeinen Garnisonlazarethe seyen für den Heilzweck die vorzüglichsten, ganz unmöglich wird, so etwas durchzuführen. Wir besorgen von unsern wohlgesinnten Lesern nicht, daſs irgend einer von ihnen uns den Zustand des Krieges entgegensetzen, und unbedingt behaupten werde: was im Kriege gehe, müsse auch im Frieden durchgeführt werden, und im Kriege würden Kranke und Verwundete zuweilen mehrere Tagereisen weit transportirt; wir dürfen es ihnen vielmehr zuversichtlich zutrauen, sie werden mit uns der Meinung seyn, daſs in dem gezwungenen Zustande des Krieges die Noth gebeut, und daſs man die Gebote der Noth der Humanität nicht als Regel für ihre Wirksamkeit aufdringen dürfe. Aber auch im Kriege darf das Transportiren der Kranken und Verwundeten nicht übertrieben werden, und man zieht es vor, solche, deren Krankheit oder Verwundung von der Art sind, daſs ein Transport ihnen bedeutend nachtheilig werde, lieber dem Feinde zu überlassen, als sie der Gefahr des Unterganges durch Transport auszusetzen.

Wenn uns nun durch das, was bei Beleuchtung des 16ten §. über diesen Gegenstand gesagt ist, und durch diese Betrachtungen klar wird, daſs die Thätigkeit des Militairarztes unmöglich in das allgemeine Garnisonlazareth eingegrenzt, und auf den eigentlichen Krankendienst in demselben beschränkt werden kann, so würde der dritte oder vierte Theil der bisherigen Zahl von oberen Militairärzten doch wohl nicht hinreichen, um den Dienst zu versehen. Es würden doch in jeder einzelnen Garnison welche angestellt werden müssen, welche beurtheilen: ob der Kranke sich zur Absendung zum Lazareth eigne, oder ob er zurückzuhalten sey; welche ihn im Fall der Absendung begleiten, um ihn während des Transports ärztlich zu besorgen; welche die Kranken vor ihrer Absendung bis zur ausgemittelten Nothwendigkeit derselben, behandeln; welche die leichteren Kranken sowohl, als diejenigen, denen der Transport Lebensgefahr bringen würde, und auch diejenigen behandeln, welche plötzlich in Lebensgefahr gerathen sind, und ebenfalls die erkrankten Frauen und Kinder. Dieser Verpflichtung wird der Staat doch unmöglich ausweichen können und wollen; aber dieser Verpflichtung folgt eine zweite, nämlich die, dafs in den verschiedenen Garnisonen auch noch einzelne Regiments-, Bataillons- oder Eskadrons-Krankenhäuser mit der nöthigen Einrichtung in Bereitschaft gehalten werden müssen.

Was ist denn nun wohl mit den Allgemeinen-Garnisonlazarethen gewonnen. Der Kranke gewinnt dadurch gewifs nicht; man kann und darf nicht alle Kranke zu ihnen hinschaffen; ihre Pflege kann darin nicht vorzüglicher seyn, weil ihr die Sorgfalt der Familie (das Régime paternel, wie es die Franzosen nennen) abgeht; weil, wenn der Kranke todt oder dem Tode nahe ankommt, auch die vollkommensten Veranstaltungen nichts helfen, nichts nützen können; und weil sie die Reduction der bisherigen Zahl von Aerzten eben auch nicht begünstigen, und das einzige Ausgezeichnete, was sie allenfalls darbieten könnten, ist nicht wünschenswerth, wir meinen: daſs durch sie ein Herd bereitet werde, auf welchem sich um so leichter ansteckende Krankheiten entzünden und verbreiten können.

Die mit ihnen verbundenen Militairapotheken werden eben so wenig den Forderungen genügen, und eben so wenig würden diese Apotheken (7 an der Zahl) durch ein so kleines Personal verwaltet werden können, als dies bei der als Beispiel aufgestellten Charité-Apotheke der Fall ist.

Wir wollen uns nur erst eine solche Apotheke denken. Soll sie das merkantilische betreiben, und soll sie die rohen Droguen bis zum Dispensiren vorbereiten, so muſs sie dazu ein eigenes Personal und weitläuftige Gebäude und Geräthschaften haben. Man denke aber nur nicht, daſs hier alles aufs Vollkommenste, Sorgfältigste, Vortheilhafteste und Wohlfeilste betrieben werden wird. Auch hier wird das Regime paternel vermiſst werden, wenn man sich erinnert, daſs die Verwaltung nicht anders als durch gedungene Administratoren geschehen kann. Wollte man das nicht, sondern wollte man, wie bei der Charité-Apotheke, das Geschäft blofs aufs Dispensiren beschränken, so müfste man ein besonderes Laboratorium, ein besonderes Magazin von Droguen haben, und dieser Anstalt die Vorbereitung und den Einkauf überlassen; und da wäre man auch noch nichts gebessert. Und nun das Dispensiren. In der Charité ist die Apotheke blofs auf das Dispensiren für die Lazareth-Kranken und zum Theil für die des Invalidenhauses beschränkt; in der Militairapotheke würde das nicht gehen. Wenn wir nur Berlin nehmen, so fallen bei den verschiedenen Bataillons der Garnison doch gewifs recht oft Fälle vor, dafs die Kranken, ehe sie zum Lazareth kommen, oder die, welche nicht hinkommen, oder solche, die schleunige ärztliche Hülfe bedürfen, mit Arznei versehen werden müssen, und welche die Apotheke zu jeder Zeit und Stunde dispensiren mufs. Auch die kranken Frauen und Kinder wollen mit Medicin versehen seyn. Alles Sachen, welche die Arbeit der Apotheker vermehren. Aber wenn das Personal der Apotheke, je nachdem ihre Zahl vermehrt ist, das auch zwingen kann, wie kommt nun die Arznei zum Kranken? Die Apotheke z. B. würde, wegen des Lazareths, am Brandenburger Thor seyn müssen, und wie erhalten die Kranken, und die kranken Weiber und Kinder des Garde-Husaren-Regiments, welche am Halleschen Thor ihr Revier haben, oder die des Schützen-Bataillons am Schlesischen Thore die Arznei? Allerdings durch Boten; aber woher die Boten nehmen? besonders bei den Frauen und Kindern, wenn der Mann vielleicht im Dienst, auf der Wache z. B. ist. Und, welche Entfernung! Erst mufs das Rezept hingebracht werden; dies kann, vielleicht weil es nicht thunlich ist, oder die Geschäfte sich drängen, nicht sogleich angefertigt werden; also nach einigen Stunden erst mufs die Arznei wieder abgeholt, der Weg zum zweitenmal gemacht werden; aber zwei solche Strecken in einem Tage hin und her gemacht, sind für einen Garde-Schützen eine Tagereise. Der Zeitverlust, welchen der Kranke leidet, ehe ihm Hülfe wird, ist doch auch nicht gleichgültig; und nun gar in Fällen plötzlicher Lebensgefahr, oder auch nur in Fällen, wo von schleuniger Hülfe der Erfolg ganz abhängt. Dies für Berlin; aber wie wird nun gar in den Provinzen durch Eine Apotheke an dem Sitz des General-Commandos den Forderungen genügt werden? dafs ausserhalb des Lazareths keine Arzneien verabreicht werden sollen, wird Niemand behaupten wollen; wie aber will man für die Kranken welche, und so lange sie in den entfernten Garnisonen sind, sorgen? Etwa durch so viele Filialapotheken, als Garnisonen sind? Das wäre ja eine gewaltige Zersplitterung, wobei es kraus hergehen möchte. Und wer soll denn diese Apothekleins verwalten? doch auch ein Apotheker. Das gäbe ja eine neue Armee in der Armee der Armee (§. 8.). Man wird zu diesem Auskunftsmittel wohl nicht schreiten, wenn man Personal zu sparen Willens ist; man wird also wollen Vorräthe hingeben, um im Nothfall davon Gebrauch zu machen. Wer soll nun diese Vorräthe verwalten? wahrscheinlich einer von den zweien Aerzten einer noch zu bestimmenden untern Klasse (§. 12.), ein junger Mann, der so eben von der Schule gekommen ist, und sich mit dem Apothekenwesen bisher nicht abgegeben, gewifs keine Routine darin hat. Eine artige Einrichtung. Aber es giebt keinen andern, weil die Aerzte erster Klasse, da ihre Zahl bis auf den vierten Theil reducirt ist, alle im allgemeinen Garnisonlazareth beschäftigt sind. Und wie bei den einzelnen in Garnison stehenden Eskadrons? Hier trifft die Rechnung gar nicht zu. Aber das Geschäft der Arzneibereitung gehört doch auch nicht zum eigentlichen Krankendienst, und dem nun der Zahl nach verringerten ärztlichen Personal fiele nun eine neue Arbeit zu, die durch Correspondenz, Berechnung, Ausweis und Rechtfertigung bei der Mutterapotheke sowohl, als bei den Kommissariats- und Rechnungsbehörden, merklich anwachsen würde. Aber auch der Mutterapotheke würde durch die Spedition der Arzneien an die Filialapotheken, durch die Aufsicht, durch die Kontrolle und Correspondenz ein neuer nicht unbedeutender Zuwachs von Arbeit, wozu ihr doch anderweites Personale bewilligt werden müfste. Und Kosten machen doch auch das Versenden, Verpacken, zufällige Beschädigungen und Verluste.

Diese kostspieligen Weitläuftigkeiten finden sich schon im Frieden, wie wird es nun erst im Kriege! Das einzige könnte doch nur seyn, die Regimenter und Bataillons aus der Feldapotheke versorgen zu lassen, denn mit dem Feldlazareth allein ist, gegen die Meinung des Herrn B. wie wir weiter oben gesehen haben, die Sache nicht abgemacht. Aber wie das anfangen? Auf die Apotheken der fliegenden Lazarethe dies zu verweisen, geht nicht an, weil 1) die fliegenden Lazarethe nicht so viele Arzneien mit sich führen können, um als Magazin zu dienen, sich auch nicht darauf einlassen können, dergleichen Vorräthe aufs ungewisse mit sich zu führen, und 2) weil sie sich während der Thätigkeit der Armee mit dem Ausgeben der Defecte an die Truppentheile nicht befassen können, dies auch gar oft im freien Felde bei ungünstiger Witterung würde geschehen müssen. Wenn man aber auch durch vermehrtes Fuhrwerk das Nachschleppen der Vorräthe möglich machen wollte, so würden die Lazarethe noch schwerfälliger, als sie es schon sind, und der Inconvenienz des Ausgebens im freien Felde und bei ungünstiger Witterung, die Gefahr des Verderbens der nafsgewordenen Sachen um nichts verringert. Nächstdem wissen die einzelnen Truppentheile nicht immer den Aufenthalt der fliegenden Lazarethe, da diese mitunter auch täglich auf dem Marsch sich befinden. Auf Rückzügen sind die fliegenden Lazarethe immer vorauf, und sie würden öfter schwer einzuholen seyn. Es bliebe also nichts anders übrig, als sie an die Apotheken des Haupt-Lazareths zu verweisen. Aber diese stehen öfter sehr weit zurück, sind nicht abzureichen. Das Regiment, welches seinen Medicinwagen dorthin schickt, mufs besorgen, im glücklichen Fall ihn in den nächsten 14 Tagen nicht wieder zu sehen, bei ungünstigen Umständen wohl in 6 Wochen nicht. Und wer begleitet den Medicinwagen? wird man jedem Regimente einen Apotheker beigeben? und wenn es wäre, so ist dieser sammt dem Medicinwagen auf längere Zeit abwesend; und, ist es nicht, so müfste nothwendig einer von den nun wenigen Unterärzten zur Empfangnahme der Medicin während der Zeit abwesend seyn. Bei dieser Einrichtung würden die Regimenter häufig in dem Fall seyn, weder Arznei noch Arzt zu haben. Wie nun in dem Fall, wenn die Armee geschlagen worden, und die Vorräthe nicht haben weggebracht werden können, sondern dem Feinde in die Hände fallen; wie nun auf einem bedeutenden Rückzuge, wo selbst die Regiments-Medicinwagen verloren gehen! In diesem Fall ist bei der beabsichtigten Einrichtung gar kein Heil zu finden; nur der einzelne Regiments- und Bataillons-Arzt, der die Verpflichtung hat, für Medicin zu sorgen, kann hier Rath schaffen. Der Einzelne kauft seine geringern Bedürfnisse in dieser oder jener Apotheke, welche auf seinem Wege liegt; hier dies, dort jenes; der eine hier, der andere in einem andern Ort, und so wird geholfen; aber zu solcher Zeit im Ganzen anzuschaffen und zu vertheilen ist unmöglich. Rabbat wird es freilich nicht geben. Und wer soll die Berechnung über die Medicin beim Regimente führen? Einen Apotheker wird man ihm nicht geben, also der untere Arzt, denn die ersten Aerzte werden ihre volle Beschäftigung in den Lazarethen finden. Also wieder dem untern Arzt, der so eben von der Schule kam, mufs nicht allein die Fürsorge für das Gesundheitswohl eines Bataillons in so mifslichen Umständen, sondern auch die Zubereitung und Berechnung der Medicamente überlassen werden. Das alles wird schlecht stimmen. Und nun endlich die Rechnungspartie dieser Einrichtung. Welche Rechnungsbehörde müfste das seyn, welche die so weitläuftige Berechnung der so mannigfaltigen verschiedenartigen Materialien prüfen, reguliren, und berichtigen sollte! diese Behörden mit allem ihrem Anhange an Kalkulatoren, Expedienten, Kanzlisten etc. wollen doch leben und gut bezahlt, so wie die Kosten für Schreibmaterialien für diese Behörde sowohl, als auch für die Apotheken, und für den letzten Rechnungsführer aufgebracht seyn, und das alles aus der Hoffnung auf ersparte Medicingroschen. Was würde da wohl für den armen Kranken übrig bleiben; oder, wenn dieser nicht leiden soll, was doch nicht die Absicht seyn kann, wie viel wird da nicht der Staat, statt zu ersparen, zuschiefsen müssen. Wie es mit der Zuverlässigkeit der Berechnung steht, kann man daraus abnehmen, dafs der Rechnungsführer zugleich derjenige ist, welcher die Beläge ausfertiget und auch derjenige, welcher die Abgabe an einen Empfänger leistet, welcher nicht weifs, was er zu fordern berechtiget ist. Und wenn der junge Aeskulap, wie es so in der Welt geht, gleichgültig, nachläfsig, leichtsinnig ist, wie wird es da dem armen Kranken ergehen.

Diese Betrachtungen könnte man noch sehr erweitern; aber wir können uns wohl mit diesen begnügen, um durch sie überzeugt zu werden, dafs durch die beabsichtigte Einrichtung die Ausstellungen, welche man dem Zahlen der Medicingelder macht, keineswegs ausgewichen werden kann, dafs sie vielen andern noch ausgesetzt, und, besonders im Kriege, Mangel an Arzneien unvermeidlich ist.

Will man sich nach Beispielen der Art umsehen, so kann man sie finden. Bei verschiedenen andern Armeen hat diese, oder eine ähnliche Einrichtung statt; aber man betrachte sie mit unbeschleiertem Auge, und man wird Mifsbräuche entdecken, gegen welche der Verdacht von Beraubung des Kranken, welcher bei der Zahlung der Medicingroschen muthmafslich vorausgesetzt ist, zum Späfschen wird. Welche Controlle hat nicht der Regimentsarzt an den ihm untergebenen Compagnie-Chirurgen? sicherer kann wohl keine seyn; denn sich der gerechten Kritik und gerechten Beschuldigungen von Untergebenen auszusetzen, dazu gehört doch wohl ein recht sehr tief gesunkenes Gemüth, und ein hoher Grad von Ruchlosigkeit.

§. 35. Hier findet sich etwas über den nöthigen Instrumentenbedarf. Haben mufs sie der Chirurgus, ob sie aber als Inventarium des Regiments werden gut conservirt werden, das ist eine andere Frage. Wie dem aber auch sey, so kostet ihre Anschaffung und Unterhaltung doch Geld, und dies müfste denn doch auch an den Medicingroschen erspart werden. Von Verbandstücken ist nirgends die Rede; und doch machen sie einen sehr bedeutenden Artikel im Kriege aus, wo sie der Regimentsarzt oft mit schweren Kosten beschaffen mufste. Sollen sie für Rechnung des Staats geliefert werden, so trifft die Verwaltung derselben ähnliche Ausstellungen, wie wir sie bei den Arzneien angeführt haben; und bei Actionen wird es daran bestimmt fehlen.

Der Vortheil, den Herr B. noch nebenher von Aufstellung der Militair-Apotheken im Frieden für den Krieg sich verspricht, kann wohl gar nicht in Betracht kommen; er schlägt ihn an:

1) in Betracht des Apotheker-Personals: dafs dies beim Ausrücken der Armee ins Feld nun eingeübt sey. Hr. B. will aber beim ärztlichen Personal kein Einüben, keine Dienstkenntnifs als nothwendig anerkennen; und wir sind der Meinung, dafs die letztere beim Feldapotheker unnöthig sey, weil er mit dem Soldaten persönlich gar nicht in Berührung kommt, und das Eigenthümliche des Soldatenstandes auf den Apotheker und sein Geschäft auch nicht den geringsten Einflufs hat; und was das Einüben betrifft, so giebt es in der Feldapotheke auch gar kein anderes Geschäft, welches nicht auch in den Civil-Apotheken betrieben würde. Ueberdies findet man zu den wenigen Apothekerstellen, welche beim Ausbruch eines Krieges zu besetzen sind, und wenn dem Apotheker die Wahl gelassen wird, ob er in den fechtenden Reihen, oder in der Feldapotheke dienen

will, Subjekte genug, unter welchen man zuverlässig die Wahl hat.

2) In der allezeit fertigen Apotheke, welche in jedem Augenblicke aufbrechen kann. Aber dadurch gewinnen wir nichts, weil bisher schon immer die Feldapotheken, bis auf die Füllung mit Medicin, in einem allezeit fertigen Zustande vorräthig gehalten werden, und die Füllung mit Medicin ein Spiel von zwei Tagen ist, welches an dem Ausrücken zur rechten Zeit auch um keine Sekunde Zeit hinderlich wird.

Mit dem Oekonomie-Personal ist es freilich etwas anders; aber wenn man aus dem Civil diejenigen Personen heranzieht, deren Beruf Wirthschaft ist, und man diesen Personen einen und den andern halbinvaliden Feldwebel und einige Unteroffiziere beigiebt, welche bei den einzelnen Garnisonlazarethen angestellt waren, so will sich die Sache schon machen, und der verlorne überaus grofse Vortheil ist wieder hergestellt, um so mehr, wenn man zu den höheren Stellen, zu den Ober-Verwaltern und Verwaltern Leute wählt, die zu Hause etwas verliefsen, wohin sie bei eintretendem Frieden zurückkehren, und welche Ehrgefühl mitbringen, was nicht schon abgestumpft ist, wie bei leichtsinnigen Banqueroutirern und cassirten Officianten so leicht der Fall ist. Ein eingeübter redlicher Krankenwärter ist eine ehrenwerthe Person; diese stellen die einzelnen Garnisonlazarethe, wenn auch nicht in zureichender Zahl, doch so viel, um einen Stamm zu bilden.

§. 38. Wir dürfen die Beurtheilung der hier aufgestellten sieben Bitten, nachdem wir das Ganze in seinen Theilen beleuchtet haben, dreist unsern unbefangenen Lesern überlassen, und enthalten uns mit Fleiſs, ihrem Urtheil vorgreifen, oder dasselbe leiten zu wollen.

Wir wissen nun auch, was wir von der Versicherung der Veredlung und wahrhaften Verbesserung eines allerdings höchst wichtigen Zweiges der öffentlichen Verwaltung auf diesem Wege zu halten haben; wir wissen schon, welche Bewandniſs es mit dem Gewinn — der im Laufe der Zeit bedeutenden, enormen Geldersparniſs für eine Bewandniſs habe.

Einer von den Vorschlägen des Herrn B. hat unsern, wenn auch nicht unbedingten Beifall; er ist der, daſs alle Aerzte, welche im Militair bleiben wollen, vorausgesetzt, daſs sie ihres Standes würdig sind, mit einem mäſsigen Gehalt möchten unterhalten werden. Das wäre r den Fall des Krieges von unz berechnendem ortheil. Und wenn die Schrift des Herrn B. ur diesen einen Vortheil erzielen könnte, so wollten wir sie dafür aus allen Kräften loben, und der übrigen ungenieſsbaren Sachen in der *olla potrida* nicht weiter gedenken.

Druckfehler.

Seite 15 Zeile 9 von unten, statt gingsen lies: gingen.
— 19 — 12 v. u. st. blieben l. bleiben.
— 23 — 9 v. oben st. zuversässig l. zuverlassig.
— 26 — 5 v. o. st. wehl l. wohl.
— 29 — 1 v. u. st. vermidern l. vermindern.
— 33 — 15 v. u. st. strengstne l. strengsten.
— 43 — 4 v. o. ist ein: die zuviel.
— 49 — 12 v. u. ist ein: von zuviel.
— 53 — 15 v. o. st. § 8. l. §. 12.
— 54 — 9 v. o. st. wollen l. will.
— 58 — 10 v. o. st. seyn l. sein.
— 61 — 11 v. u. st. Redimentsärzten l. Regimentsärzten.
— 72 — 11 v. u. st. zu diesem §. l. zum 19ten
— 120 — 10 v. u. st. der Kranken l. an die Kra

FSC
www.fsc.org
MIX
Papier | Fördert
gute Waldnutzung
FSC® C083411

Zeitfracht Medien GmbH
Ferdinand-Jühlke-Straße 7
99095 Erfurt, Deutschland
produktsicherheit@kolibri360.de